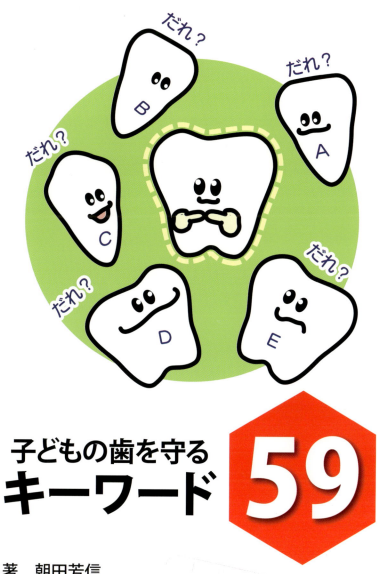

子どもの歯を守る
キーワード 59

著 朝田芳信
絵 重田優子

学建書院

はじめに

　少子化とは，単に子どもの数が減ることを意味するのではなく，子どもの生きる力の脆弱化を招くことにもつながりかねません．つまり，子どもの生きる力は，多様な人々とのかかわり，さまざまな経験を積み重ねていくなかで育まれるものです．そこで，子どもの生きる力を育むため，「健やか親子21」や「健康日本21」などの国の施策が展開されています．そのなかで，母子保健は生涯を通じた健康の出発点であり，人口比率に捉われることなく，子どもの健康を守ることは国民的課題であるといわれています．子どもの歯と口の健康づくりは，生きる力を育むことと密接にかかわり，さらに，子どものころに身につけた歯と口の健康習慣は生涯を通じて維持され，全身の健康づくりに大きく貢献することがわかってきました．

　本書は，保育者が子どもの歯と口の健康づくりを進めていくなかで，知っておきたい子どもの歯に関する59の用語をまとめたものです．そして，これらの用語は，子どもの歯を守るためのキーワードでもあります．

　本書では，歯科用語の解説にとどまることなく，保育者が実践してほしい内容についてもイラストを多用して説明しています．ぜひ，おかあさん，保育士さんはじめ，子どもにかかわる方々に活用していただき，子どもの歯と口の健康づくりを実践していただければ幸いです．

2015年1月

朝田芳信

もくじ

1 子どもの発育

生理的年齢	2
顔の発育	4
原始反射	6
言葉の発達	8
代用語	10
第一反抗期	12

2 歯の発育

乳歯形成期	16
乳歯の数	18
乳切歯	20
乳臼歯	22
乳歯萌出期	24
歯の交換期	26
永久歯萌出期	28
永久歯前歯の交換	30
6歳臼歯	32
12歳臼歯	34
過剰歯	36
中心結節	38
早期萌出	40

3 歯並びと咬み合わせ

空　隙	44
アヒルの子	46
早期喪失	48
口呼吸	50
乳児型嚥下	52
低位乳歯	54
萌出遅延	56
異所萌出	58
反対咬合	60
開　咬	62
上顎前突	64
過蓋咬合	66
交叉咬合	68

4 子どもの癖

指しゃぶり	72
舌突出癖	74
歯ぎしり	76

5 むし歯とその予防

バイオフィルム	80
ミュータンスレンサ球菌	82
乳歯のむし歯	84
永久歯のむし歯	86
歯髄炎	88
根の病気	90
重症型むし歯	92
シーラント	94
フッ化物	96
歯磨き法	98
ラバーダム	100

6 子どもの歯肉と軟組織

歯肉炎	104
地図状舌	106
口内炎	108
リガフェーデ病	110
上唇小帯	112
舌小帯	114

7 歯の外傷

乳歯外傷	118
幼若永久歯外傷	120
脱落歯	122

8 歯の検査と歯科健診

歯の構造	126
エックス線写真検査	128
歯の痛み	130
歯科健康診査	132

もくじ (50音順)

あ

アヒルの子	46
異所萌出	58
永久歯前歯の交換	30
永久歯のむし歯	86
永久歯萌出期	28
エックス線写真検査	128

か

開咬	62
顔の発育	4
過蓋咬合	66
過剰歯	36
空隙	44
口呼吸	50
原始反射	6
交叉咬合	68
口内炎	108
言葉の発達	8

さ

シーラント	94
歯科健康診査	132
歯髄炎	88
歯肉炎	104

重症型むし歯	92
12歳臼歯	34
上顎前突	64
上唇小帯	112
生理的年齢	2
舌小帯	114
舌突出癖	74
早期喪失	48
早期萌出	40

た

第一反抗期	12
代用語	10
脱落歯	122
地図状舌	106
中心結節	38
低位乳歯	54

な

乳臼歯	22
乳歯外傷	118
乳児型嚥下	52
乳歯形成期	16
乳歯の数	18
乳歯のむし歯	84
乳歯萌出期	24
乳切歯	20

根の病気	90

は

バイオフィルム	80
歯ぎしり	76
歯の痛み	130
歯の交換期	26
歯の構造	126
歯磨き法	98
反対咬合	60
フッ化物	96
萌出遅延	56

ま

ミュータンスレンサ球菌	82

や

指しゃぶり	72
幼若永久歯外傷	120

ら

ラバーダム	100
リガフェーデ病	110
6歳臼歯	32

1 子どもの発育

- 2 歯の発育
- 3 歯並びと咬み合わせ
- 4 子どもの癖
- 5 むし歯とその予防
- 6 子どもの歯肉と軟組織
- 7 歯の外傷
- 8 歯の検査と歯科健診

生理的年齢
せいりてきねんれい

歯の発育など心身の成長発達の程度を知る指標になります

　子どもを診察，治療するとき，心身の成長発達の程度を知ることはとても大切です．年齢には，暦をもとにした生活年齢と，身体の成熟度を表す生理的年齢とがあります．とくに歯科診療では，身体の成熟度をもとにした対応が強く求められるため，生理的年齢の評価が重要になります．

　生理的年齢の評価には，**手根骨**や**足根骨**の化骨の程度を指標にした**骨年齢**，歯の発育状態を指標にした**歯年齢**，初潮，声変わりなどの**第二次性徴年齢**，**精神年齢**などが用いられます．なかでも，歯年齢は評価が比較的容易なため，心身の成長発達の程度を知るための指標としてよく用いられます．そのため，乳歯がいつごろ生えたのか，乳歯が何本生えているのか，永久歯が生え始めているのかなど，歯の萌出状態を確認することで，子どもの心身の成長を把握する一助となります．保護者は，日ごろから，仕上げ磨きなどをするとき，むし歯予防だけでなく，歯の発育にも注意を払うことが大切です．

　生理的年齢の評価に用いられるもののなかで，唯一保護者が目視によって確認できるのが，歯の発育です．また，永久歯が生え始めると，乳歯と永久歯の見分けがつきにくくなることがあります．生活年齢とは違う身体の成熟度を知るためにも，乳歯と永久歯の特徴を知り，歯の発育状態を正しく評価することが大切になります（歯の発育：p.15 参照）．

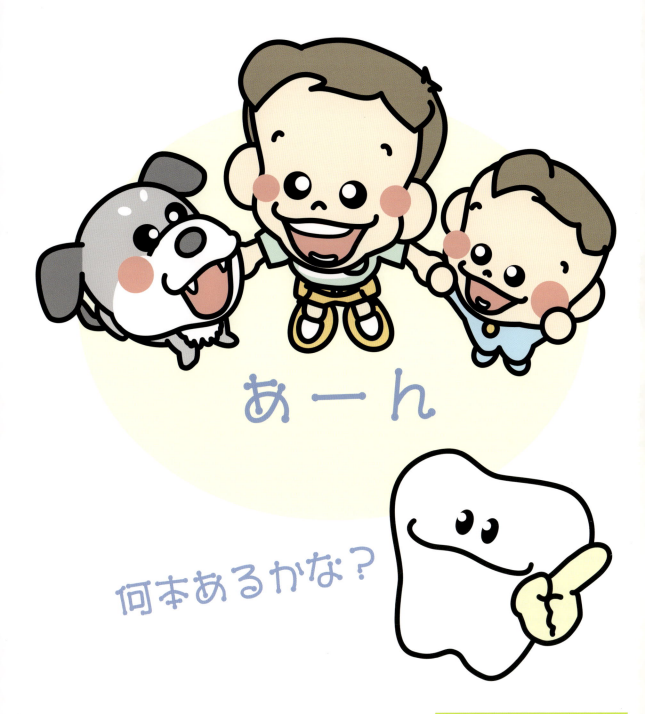

1 子どもの発育

顔の発育には，歯の発育が重要な役割をはたします

顔の発育　かおのはついく

　生まれたばかりの赤ちゃんは，顔の大きさに比べて頭が大きいのが特徴で，その大きさの違いは，容積比で8倍ともいわれています．脳は，5歳までに，大きさ，重量ともに成人の85％以上に達するといわれており，頭が大きいのは脳の急速な発育と関係しています．

　一方，顔の発育は，ゆっくり時間をかけながら，立体的な（高さ，深さ，幅）バランスが整っていきます．その立体的な拡がりと歯の発育や咬み合わせが深くかかわっていることは，あまり知られていません．生まれたばかりの赤ちゃんは，大人のように面長ではなく，どちらかというと幅広です．すなわち，出生時から乳児期前半までは顔の幅の成長が先行し，その後，高さや深さの成長が加速しますが，その過程では歯の萌出が重要な役割を演じています．乳歯が生え始める8か月ころから**歯槽骨**（歯を支える骨）が成長を始め，高さの成長がみられます．その後，すべての乳歯が生えそろう3歳ころには，高さや深さの成長が増加します．さらに，永久歯が生える始める6歳以降になると，高さや深さの成長がより顕著となり，あごの側方への成長も進むため，顔の幅の成長がみられます．

　とくに，第一大臼歯の萌出時期である6歳から上下の第一大臼歯が咬み合う8歳ころまでは，顔の発育変化が大きい時期といえます．そして，12歳臼歯とよばれる第二大臼歯が咬み合うころには，立体的にバランスのとれた顔がつくられます．また，顔を構成する上あごと下あごでは，その発育パターンに違いがあります．とくに，下あごは思春期性スパートがみられることがあります．

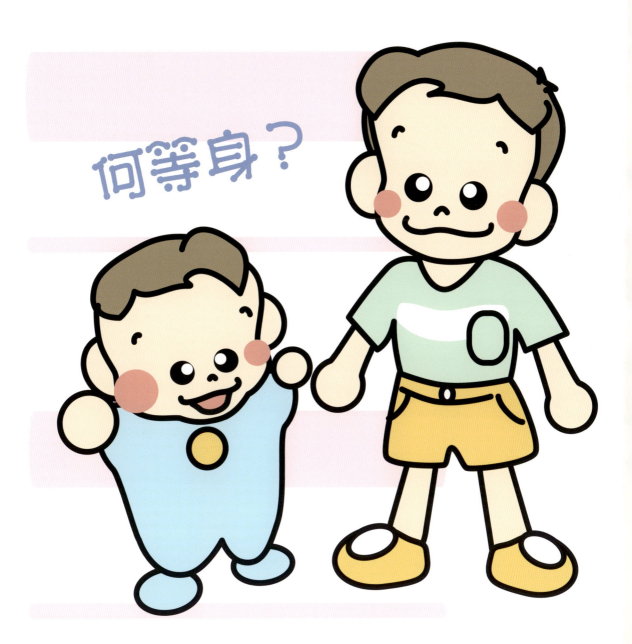

原始反射 げんしはんしゃ

中枢神経の発達や脳の成熟の評価に用います

原始反射とは，胎児から乳児に存在する反射的反応のことです．刺激に対して，赤ちゃんの意志とは関係なく無意識に起こります．そして，原始反射の出現や消失は，脳の成熟と深くかかわることから，中枢神経系の発達や脳の成熟の評価に用いられています．すなわち，存在すべき時期に反射が起こらない，反射に左右差がある，あるいは消失すべき時期に残存している，などがあれば病的な意味をもち，神経疾患を疑うことになります．

原始反射とは，ある一定の期間まで存在し（生後6か月ころまで），その後消失する反射のため，嚥下反射や瞬目反射（しゅんもくはんしゃ：まばたき）など，生涯つづく反射とは性質が異なります．

哺乳にかかわる代表的なものとして，**追いかけ（探索）反射，捕捉（口唇）反射，吸啜（きゅうてつ）反射**があります．追いかけ反射とは，乳児の口角や頬を指で刺激すると，口を開いて刺激側に向け，指を口唇と舌で捉えようとする反射であり，捕捉反射とは，乳首や指などの突起物を，口唇と舌で捉えようとする反射です．さらに，乳首を吸う反射が吸啜反射です．

生後6か月ころには「吸うから食べる」という行動がみられるようになり，離乳を開始します．しかし，哺乳にかかわる吸啜反射や舌突出反射（乳首や指のような突起物以外の固形物を口に入れると，舌で排除しようとする反射）が消失しないと，「吸うから食べる」への移行が上手にいきません．

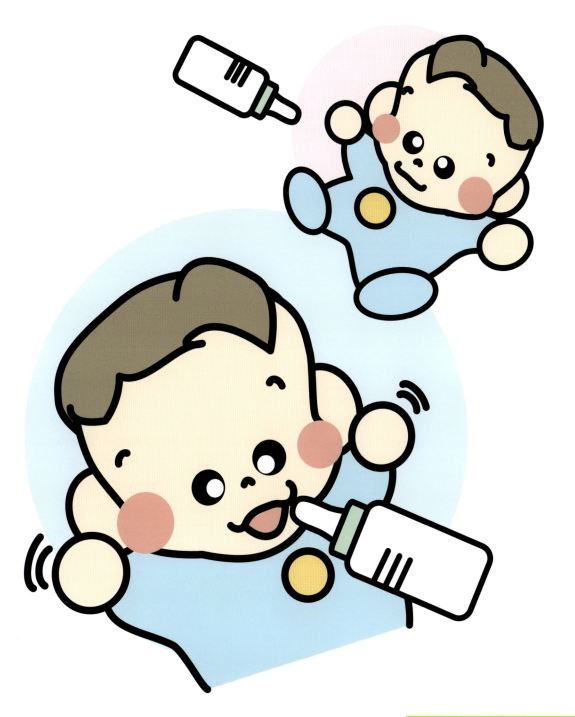

1 子どもの発育

言葉の発達 ことばのはったつ

言葉の発達には，歯並びや咬み合わせの安定が大切です

　言葉の発達は，まず母親と他人の声を聞き分けることから始まるといわれています．1歳をすぎるころから**1語文**（ブーブーやワンワンなど）がみられ，2歳6か月ころには時制の使い分け（現在，過去，未来）ができるようになり，3歳ころには文章構成としての話しが可能になります．3歳をすぎるころから言語の理解（800語程度）や言葉の表現（500語程度）が著しく増加しますが，歯や口の発育とも大きく関係します．

　3歳ころ乳歯が生えそろい，歯並びや咬み合わせが完成します．それ以降，永久歯が生え始める6歳までは，歯並びや咬み合わせに大きな変化が生じないことから，構音機能の発達が可能となります．**構音**（医学用語であり，一般には発音の操作という）するためには，肺から呼気を出し，喉の声帯を震わせ，音のもとを発生させます．そして，その音を，舌・歯・唇・頬を使ってさまざまな音に加工して外に出します．構音は5歳ころにはほぼ完成しますが，女児は男児より早く完成します．3歳から5歳という時期は，本来，歯並びや咬み合わせの安定期です．その時期に何らかの問題が生じると，言葉の発達に大きく影響することは想像にかたくありません．

　その何らかの問題とは，どのようなものでしょうか．まず，**舌小帯**の付着位置の異常です．言葉の発達という面では注意が必要になることもありますが，基本的には神経質になることはありません（舌小帯：p.114参照）．しかし，舌の癖では，**開咬**（咬み合わせたとき，前歯にすき間がある状態）がみられ，**口唇閉鎖力**が弱くなるため，発音への影響が大きくなることがあります（舌突出癖：p.74参照）．

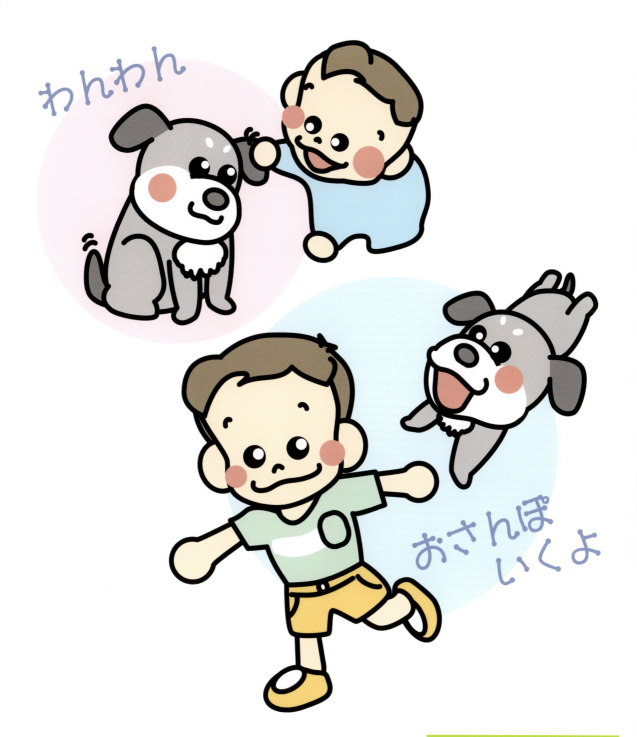

代用語 だいようご

治療法や器具を，子どもが慣れ親しんだ言葉に置き換えます

　歯科治療は，子どもにとって未知なる体験といえます．歯科治療の特徴は，機械の音や振動，薬品のにおいや味が，治療を受けている子どもには見えないということです．想像しただけでも不安や恐怖心が高まるのは当然だといえます．そのため，子どもの歯科治療では，いかにして不安や恐怖を取り除くかがとても重要になります．

　子どもへの対応が上手にできれば「治療の90％は成功した」とまでいわれます．診療時の医療者側の対応が大切な意味をもつのです．痛みや恐怖心を与えない配慮はもちろんのこと，子どもたちに治療内容をわかりやすく説明することで，治療への理解や協力を得ることが最も大切だといわれています．そのため，診療器具や診療行為をわかりやすく説明するために，子どもが日常生活のなかで慣れ親しんでいる言葉に置き換えることを**代用語**といいます．

　代表的なものに，歯科用バキュームは電気掃除機，歯を削る道具はジェット機，麻酔薬は歯の眠り薬，歯科用ブラシは歯の掃除，エックス線写真は歯の写真などがあります．しかし，年齢による使い分けが必要になります．

　代用語の使用に関する歯科医療者へのアンケート調査によると，意外に歯医者さんが使っている代用語の数は少ないということがわかりました．とくに，3歳以上の子どもでは，言葉による説明への理解が可能となるため，代用語を用いる意味は大きいといえます．さらに，言葉だけでなく，イラストを用いることでより効果が高まります．

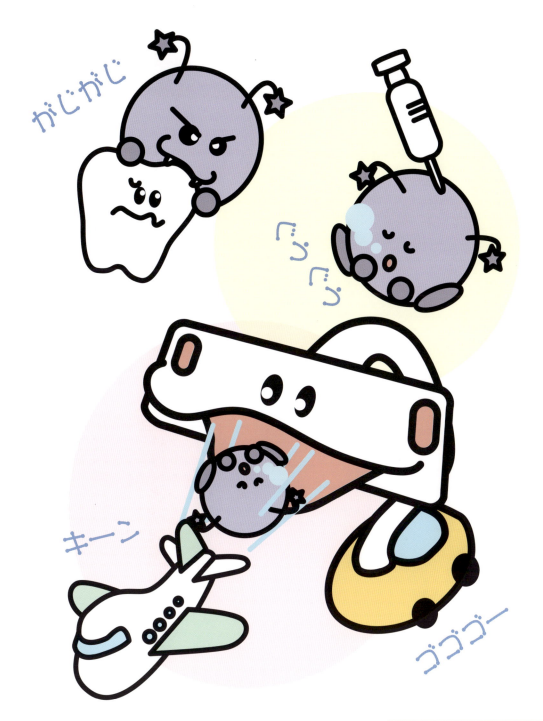

第一反抗期 だいいちはんこうき

2歳ころから始まる，自立への移行期です

　2歳から5歳ころになると，反抗期とよばれる特色のある時期が現れます．とくに，反抗的な行動が目立つことから幼児期反抗，すなわち**第一反抗期**という言葉が使われます．乳児期の母親を中心とした共生的関係から，幼児期前半は自立への移行期となるため，親とは異なる存在であるという意識が強くなり，親への拒絶や，わざと悪いことをするようになります．

　歯科とのかかわりで，反抗的行動が問題になるのは，仕上げ歯磨きです．仕上げ磨きを非常に嫌がるため，どのように接したら良いか悩んでいる保護者は少なくありません．仕上げ磨きをさせてくれないため，育児ノイローゼになる保護者もいるほどです．

　まず考えるべきことは，子どもの思考過程です．1歳前後では，体験（手で触る，なめるなど）をとおして思考が生まれます．学習に結びつくしつけは，体験を抑制する強制型しつけでは育ちません．また，子どもに禁止や命令，力のしつけを多用する強制型しつけでは，子どもの知的好奇心を育むことはできません．仕上げ磨きが必要な年齢は，奥歯が生え始める1歳6か月ころです．それまでは，子どもに体験させ，一緒になって歯磨きをするなど，共有型しつけを心掛けたいものです．4歳をすぎるころになると，反抗していたのがうそのように仕上げ磨きをさせてくれます．それは，反抗期をすぎると，大人の指示どおりにやろうとする課題意識が高まるためだといわれています．あせらず，気持ちに余裕をもって，子どもと一緒になって歯磨きをしましょう．

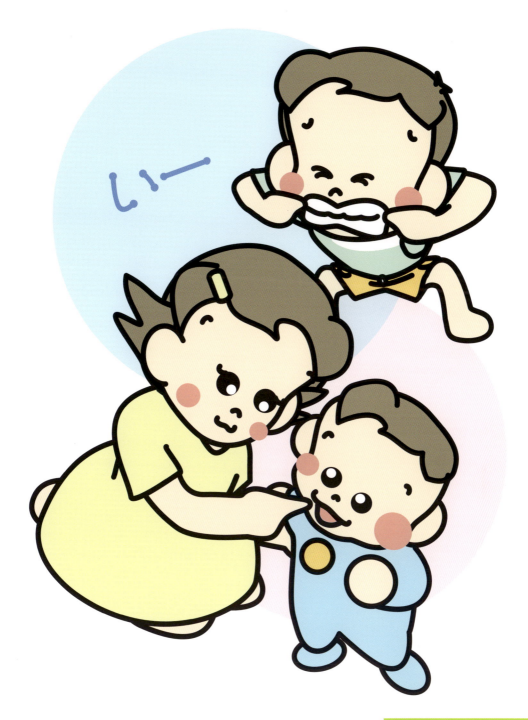

1 子どもの発育

| 1 | 子どもの発育 |

2 歯の発育

3	歯並びと咬み合わせ
4	子どもの癖
5	むし歯とその予防
6	子どもの歯肉と軟組織
7	歯の外傷
8	歯の検査と歯科健診

乳歯形成期 にゅうしけいせいき

乳歯は胎生7週ころから短期間でつくられ寿命は6〜10年です

　歯は，赤ちゃんがお腹にいるときからでき始めます．受精後，脳，眼，心臓などがつくられ始める胎生3〜6週のすぐあと，胎生7週ころから歯の種（歯胚という）がつくられます．すなわち，歯は非常に早く形成される器官の1つで，それだけ重要だといえます．

　歯の種がつくられ，その後，胎生4か月から6か月にかけて歯胚が成長し，石灰化が起こります．乳歯の特徴は，種から歯が完成するまでの期間が永久歯にくらべ非常に短いということです．

　乳歯の前歯は，出生時には，歯冠（白い歯の部分）がほぼ完成し，最終的には生後1〜2か月で完成します．実に1年程度で完成するのです．乳歯の奥歯も同様で，種から歯が完成するまでは2年以内です．そのため，永久歯のように，じっくり時間をかけて一生涯使える強靭な歯がつくられるのではなく，乳歯は非常に短期間につくられるため，寿命は6年から10年程度です．すなわち，乳歯は長期間の使用に耐えるように設計されていないため，乳歯から永久歯への交換期があります．そして，乳歯がつくられる時間の大部分をお母さんのお腹の中ですごすため，お母さんが病気になった場合や，薬を飲んだ場合は，乳歯は影響を受け，歯の形成不全（エナメル質や象牙質の硬さなどに問題がある）や褐色線（部分的な形成不全），着色などが生じることがあります．赤ちゃんが生まれてからではなく，生まれる前から歯の大切さを考えてあげましょう．

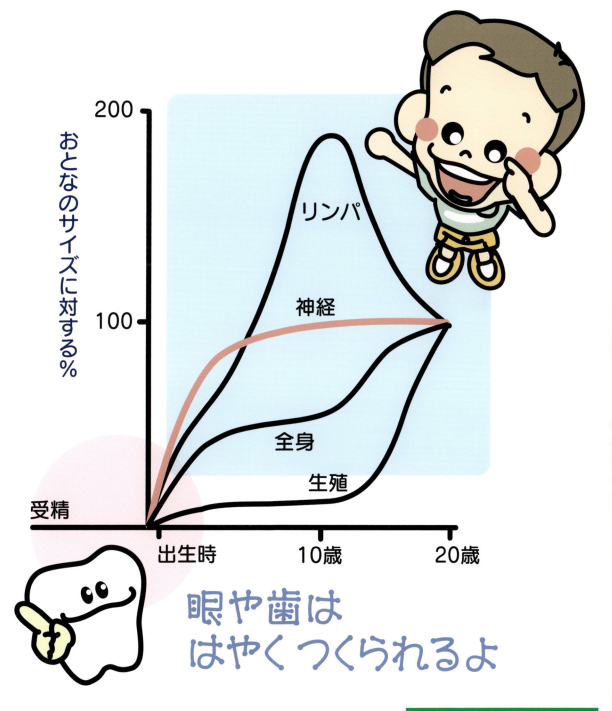

乳歯の数 にゅうしのかず

前歯8本，糸切り歯4本，奥歯8本，合計20本あります

　子どもの歯，すなわち，乳歯は全部で20本です．前歯が上下4本ずつ，糸切り歯が上下2本ずつ，奥歯が上下4本ずつです．はじめに下あごの前歯である**乳中切歯**（にゅうちゅうせっし）が生え，つづいて，上あごの乳中切歯，**乳側切歯**，下あごの乳側切歯の順に生えます．その後，奥歯である**第一乳臼歯**（だいいちにゅうきゅうし）が先に生えたあと，糸切り歯の**乳犬歯**（にゅうけんし）が生え，最後に**第二乳臼歯**（だいににゅうきゅうし）という奥歯が生えてきます（p.25参照）．

　生える順番は，生える時期と同様に個人差があります．また，前歯から奥歯に向かって順番に生えるわけではなく，第一乳臼歯と乳犬歯の順番が逆転します．その理由はよくわかっていません．歯が生える前の乳児が上下のあごを咬み合わせると，上下のあごは奥歯相当部の歯肉でのみ接触し，前歯相当部にすき間が生じます．このすき間は**顎間空隙**（がくかんくうげき）とよばれ，乳児の哺乳を助ける働きがあります．このような奥歯相当部の歯肉が接触する位置に第一乳臼歯があり，歯の種の位置が乳犬歯より浅い位置にあるのかもしれません．また，口の機能が発達する時期に対応するように，第一乳臼歯が乳犬歯よりも早く生えることで，咀嚼運動をよりスムーズに発達させるために，生える順序が逆転しているのかもしれません．また，最後に生える第二乳臼歯については，ほかの乳歯に比べて個人差が大きく，下の第二乳臼歯で約3か月，上の第二乳臼歯で約4か月の差があるといわれています．

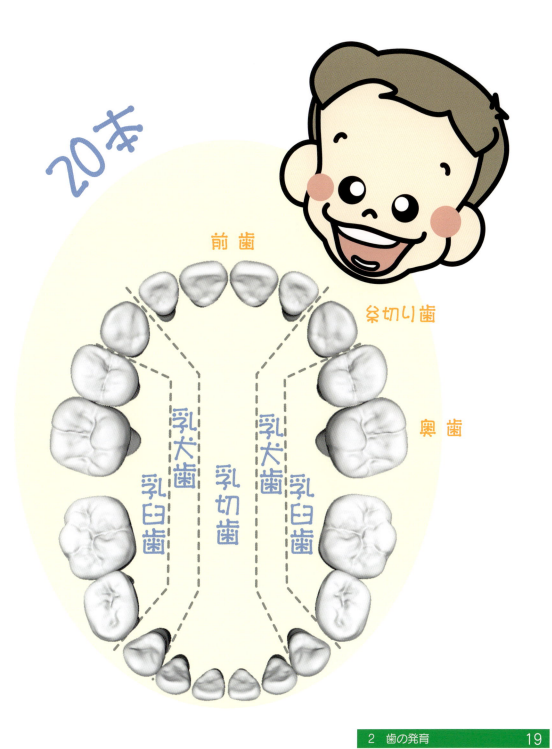

乳切歯（にゅうせっし）

一番はじめに生える小さな歯です
下の歯から生えてきます

　生まれて8か月ころ，下の前歯が顔を出します．しかし，生えてこないからといって心配することはありません．言葉の発達に個人差があるように，歯の生える時期にも個人差があります．ただし，離乳食の中期から後期である7か月から12か月ころに歯が生えていないと，離乳食を進めるうえでは注意が必要です．1歳をすぎても歯が生えてこないときは，歯科医院の受診をお勧めします．

　乳歯の前歯は小さくて可愛らしいもので，下から生えてくる永久歯と形がよく似ています．しかし，大きな違いは，歯の大きさです．とくに，歯の幅は，下の前歯では1本あたり1.3mm程度，永久歯は乳歯より大きいのです．それが4本（前歯は4本あるため）では5mm程度の差となります．また，上の前歯では，1本あたり約2mm程度，永久歯は乳歯より大きいため，4本では8mm程度の差となります．

　では，小さな乳歯から大きな永久歯に交換するときに，歯がスムーズに交換できるのはなぜでしょうか．それは，あごの成長と**霊長空隙**（霊長類にみられる歯と歯のすき間：p.44参照）によって，歯のサイズの不足分を補ってくれるため，きれいな歯並びになるのです．しかし，歯の交換の時期にあごの成長が十分ではない場合や，利用できる空隙が存在しない場合は，歯並びが悪くなることがあります．

　あごの成長を促すためには，よく噛む習慣づくりが大切になります．かたいものを与えるのではなく，子どもの**咀嚼機能**の発達に応じて，噛みごたえのあるものを与えることで，あごの成長につながります．

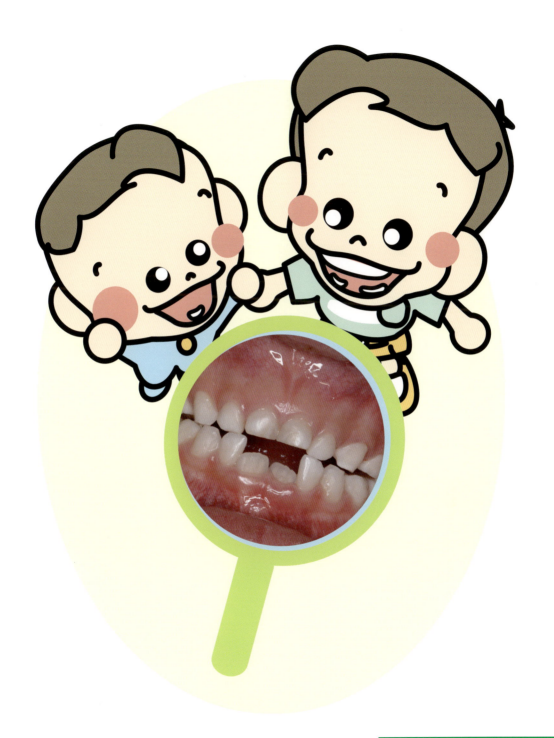

乳臼歯
にゅうきゅうし

一番奥とその手前の歯で，永久歯との交換に影響を与えます

　生後1歳4か月ころ，上の奥歯が顔を出します．そのころになると，幼児食も奥歯で食べられるようになるため，口の機能という面でも大切な時期になります．

　乳歯の奥歯は，下から生えてくる永久歯とは形がまるで違います．とくに，下の奥歯である第一乳臼歯は，どの永久歯とも似ていません．さらに，歯の大きさにも特徴があります．とくに，上の第二乳臼歯は，歯の幅が永久歯より2mm程度大きいのです．そして，下の第一乳臼歯は1mm，第二乳臼歯は3mmも永久歯より大きいのです．すなわち，奥歯は，下から生える永久歯よりも乳歯のほうが大きいため，歯の交換がスムーズに行われるのです．

　しかし，むし歯が原因で歯が溶けた場合や，抜歯をするようなことがあれば，せっかく余裕のある交換スペースが消失することになります．また，乳歯の奥歯の重要な役割は，その後に生える第一大臼歯，いわゆる6歳臼歯の生える位置決めに貢献していることです．

　乳歯の奥歯のその奥に，6歳をすぎたころから生え始める第一大臼歯は，将来にわたり咬み合わせの要になるといわれています．その位置を決めるために重要な役割を演じているのが，乳歯の奥歯です．永久歯の歯並びや咬み合わせを育てるためにも，乳歯の奥歯を大切にしましょう．

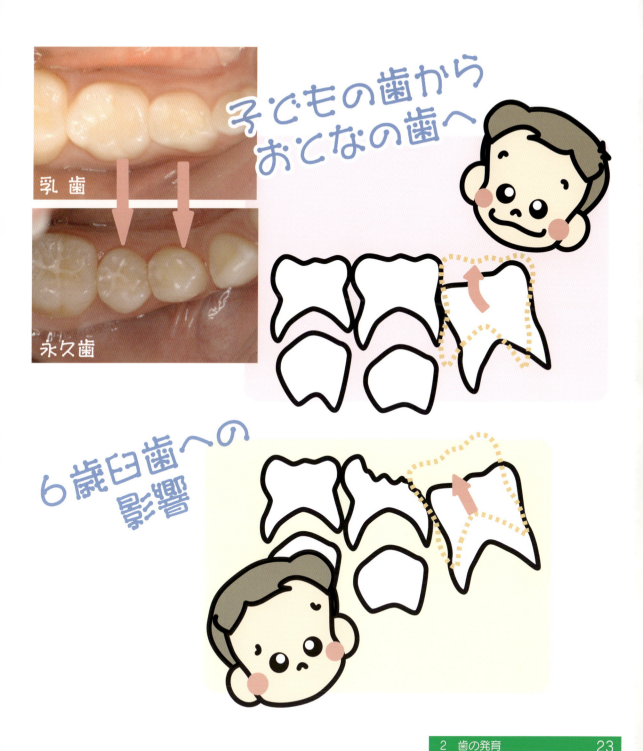

乳歯萌出期 にゅうしほうしゅつき

8か月から2歳半ころにかけて生えそろい，咬合が完成します

　生後8か月ころになると，下の前歯が最初に生え始めます．歯が生えることで，歯を支える骨（歯槽骨：しそうこつ）が成長し，舌が口の中におさまるようになります．さらに，12か月ころ，上下の前歯が生えそろうと，舌が口の中にしっかりおさまり，あごや唇とともに協調運動が始まります．この協調運動によって**咀嚼機能**が発達し，離乳食の完了期となります．

　歯の生える時期には個人差があり，離乳を進めるには，歯の生え方をしっかり確認することが大切です．上下の前歯が生えそろっていなければ，舌，口唇，そして，あごの協調運動はむずかしく，離乳がなかなか進みません．そして，1歳4か月ころになり，奥から2番目の第一乳臼歯が生え始め，奥歯で食べ物をすりつぶせるようになると，幼児食を開始します．

　奥歯が生えることは，咀嚼機能の発達にはとても重要なことです．奥歯の**歯根膜**（しこんまく：歯の根の周りにあるクッションの役目をする膜）には圧受容器があり，その刺激が脳に送られることで，食べ物のかたさに応じて，噛む力や咀嚼の回数を変化させることができます．

　その後，1歳6か月になると，糸切り歯（乳犬歯）が生え始め，2歳6か月ころには，すべての乳歯が咬み合うようになります．

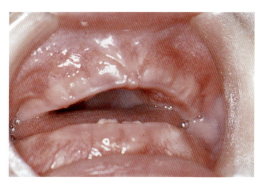

歯の名前と生える時期を覚えよう！

上の歯

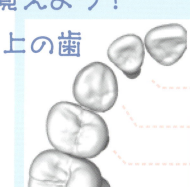

乳中切歯（A）	10月
乳側切歯（B）	12月
乳犬歯（C）	18-19月
第一乳臼歯（D）	16-17月
第二乳臼歯（E）	27-29月

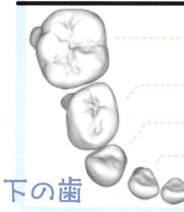

第二乳臼歯（E）	27-29月
第一乳臼歯（D）	16-17月
乳犬歯（C）	18-19月
乳側切歯（B）	12月
乳中切歯（A）	8-9月

下の歯

2 歯の発育

歯の交換期
はのこうかんき

6歳から12歳ころ，前歯から順に生え変わります

　乳歯から永久歯への生え変わりは，6歳ころから始まります．まず，下の前歯から生え変わることが多いのですが，乳歯が抜ける前に永久歯が生えてくることも決して少なくありません．これは歯の生える位置的なことが関係しています（永久歯前歯の交換：p.30参照）．

　糸切り歯（**犬歯**）は，上下でみると下の犬歯が早く交換します．犬歯は前歯が生えそろったあとに生え始めるため，生える場所がなくなることや，そもそも歯が大きいことから，埋まったままの状態になることがあります．さらに，生えてくる方向が曲がることによって，歯が並ぶ位置よりもずいぶん低い所にとどまってしまうことがあります（低位唇側転位）．

　また，**第一小臼歯**や**第二小臼歯**は10歳から12歳にかけて生え変わりますが，交換する前の乳歯の状態によっては，歯の生え換わりが遅れることがあります．とくに，乳歯の奥歯が**低位乳歯**（隣り合う歯と比べて，あごの中に埋まっているような状態）の場合は，乳歯がなかなか抜けないため，永久歯の生え換わりが自然に行われず，歯科医院で抜歯してもらうこともあります．乳歯から永久歯へ生え換わるときは，大なり小なり問題がみられることがあるため，しっかりお口の中を観察するようにしましょう．

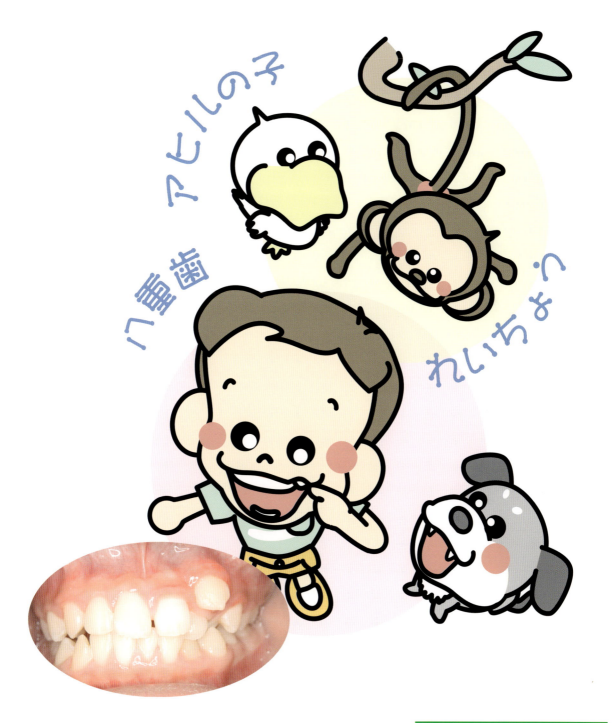

2 歯の発育

永久歯萌出期
えいきゅうしほうしゅつき

永久歯の生え方で，子どもの心身の成熟度がわかります

　歯の萌出状態は，**生理的年齢**（p.2 参照）の指標となるため，永久歯の生え方をみると子どもの心身の成熟度を知ることができます．

　永久歯の生える時期は，上下で違いがあります．6 歳ころになると下の前歯（**中切歯**：ちゅうせっし）と第一大臼歯が生え始めますが，近年，第一大臼歯よりも前歯が先に生え始める子どもが増えています．そして，7 歳ころ**側切歯**（そくせっし：中切歯の隣の歯）が生え始め，その後，奥に向かって順番に，9 歳ころ糸切り歯（**犬歯**：けんし）が，10 歳ころ**第一小臼歯**（だいいちしょうきゅうし）が，11 歳ころ**第二小臼歯**（だいにしょうきゅうし）が，12 歳〜13 歳ころ**第二大臼歯**（だいにだいきゅうし）が生えてきます．

　それに対して，上の永久歯は，6 歳ころ第一大臼歯が生え始め，7 歳ころ中切歯が生えます．その後，8 歳ころ側切歯が生え始めますが，その奥の犬歯や小臼歯の生える時期は個人差が大きく，順番どおりに奥に向かって生えるわけではありません．第二大臼歯は，犬歯や小臼歯が生えたあと，12 歳ころに生え，個人差はそれほど大きくありません．永久歯の生え始める時期については，個人差とともに性差もみられ，一般に，女児のほうが早い傾向があります．

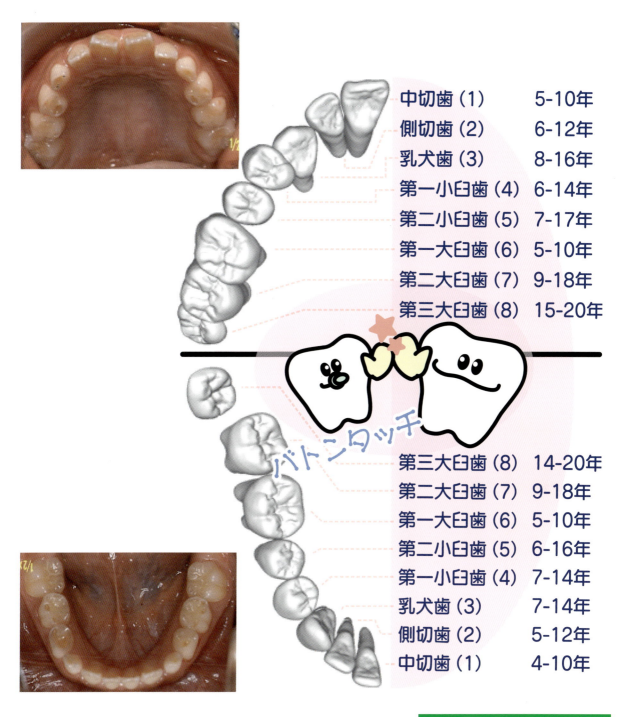

中切歯 (1)	5-10年
側切歯 (2)	6-12年
乳犬歯 (3)	8-16年
第一小臼歯 (4)	6-14年
第二小臼歯 (5)	7-17年
第一大臼歯 (6)	5-10年
第二大臼歯 (7)	9-18年
第三大臼歯 (8)	15-20年
第三大臼歯 (8)	14-20年
第二大臼歯 (7)	9-18年
第一大臼歯 (6)	5-10年
第二小臼歯 (5)	6-16年
第一小臼歯 (4)	7-14年
乳犬歯 (3)	7-14年
側切歯 (2)	5-12年
中切歯 (1)	4-10年

2 歯の発育

永久歯前歯の交換
えいきゅうしぜんしのこうかん

永久歯と乳歯が同時に生える二重歯列になることがあります

　最も早く生え換わる歯は下の前歯（中切歯）ですが，乳歯が抜けていないのに永久歯が生えてくることがよくあります．その理由は，下の前歯は乳歯の真下から生えるのではなく，内側（舌側）から生えるため，乳歯の根が吸収されずに残ってしまうためです．乳歯と永久歯が同時に生えている姿から，**二重歯列**ともよばれています．

　子どもの口の中を見て，保護者の多くは驚かれますが，心配することはありません．乳歯が大きく揺れていれば，あわてて抜歯する必要はなく，様子をみます．しかし，乳歯がまったく揺れていない場合は，歯科医院を受診しましょう．二重歯列の状態が長くつづくと歯並びにとって決して良いことではありません．

　一方，上の前歯（中切歯）は乳歯のほぼ直下から生えてくるので，下の前歯と違って二重歯列になることは少ないといわれています．このように，上下の永久歯の，前歯の交換の仕方は大きく異なっています．

　また，前歯の交換期は，あごの横への拡がりが顕著にみられる大切な時期です．とくに，下の前歯は，側切歯の生え換わる時期が重要になります．それは，中切歯より側切歯のほうが大きいため，側切歯が生え換わるときの萌出力が，あごの横への拡がりを促進するためです．

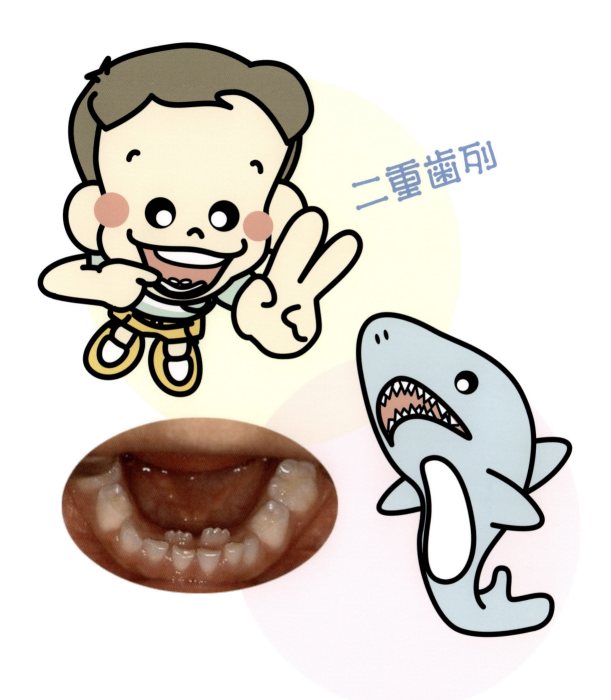

二重歯列

2 歯の発育

6歳臼歯
ろくさいきゅうし

6歳ころに生える永久歯で，咬合の要になります

　第一大臼歯は，6歳ころに生えることから「6歳臼歯」ともよばれていますが，発育の早い子どもは，5歳ころに生える場合もあります．歯の種がつくられるのは，お母さんのお腹の中で，歯の形がつくられ始めるのは出生時です．生後3年で歯冠が完成し，6歳ころ生えてきます．永久歯のなかでは最も短く，3年でつくられます．そして，6歳臼歯は，ほかの永久歯に比べて著しくむし歯になりやすいという特徴があります．

　その理由として，歯が生え始めてから咬み合うまでに要する時間が，ほかの永久歯に比べて非常に長いこと，歯が生え始めても歯肉の一部が覆いかぶさっている時間が長いこと，そして，乳歯の奥に生えるので保護者が気づきにくいことなどがあげられます．咀嚼による自浄作用が働きにくく，歯磨きによる清掃が不十分になるため，むし歯になりやすいのです．とくに，歯が生え始めてから2〜3年間が最もむし歯になりやすい時期といえます．そのため，保護者による仕上げ磨きは，8歳ころまではつづけていただきたいものです．

　また，永久歯である6歳臼歯は，咬み合わせにも大変重要で，咬合の要といわれるように，歯並びや咬み合わせの要所となります．

　ぜひ第一大臼歯をむし歯から守りましょう．不思議なことに，6歳臼歯の奥に生える第二大臼歯が生えたあとも，咀嚼機能の中心は第一大臼歯が担います．そのため，第一大臼歯をむし歯や歯周疾患によって喪失すると，「食べる」という機能にとって大きなマイナスとなります．

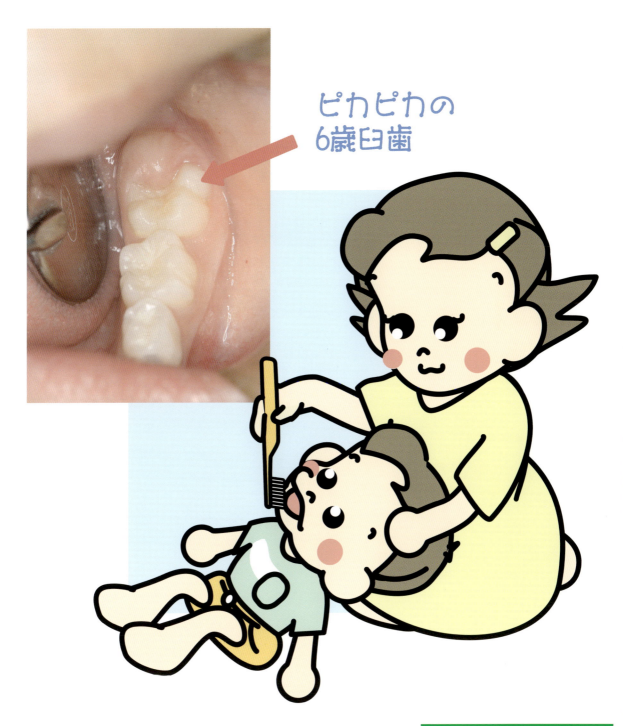

ピカピカの
6歳臼歯

12歳臼歯
じゅうにさいきゅうし

12歳ころに生える第二大臼歯 歯並びに影響を与えます

　親知らずを除き，最後に生える永久歯が第二大臼歯です．12歳前後に生えることから「**12歳臼歯**」ともよばれています．歯の種がつくられるのが生後9か月ころ，歯の形がつくられ始めるのが2～3歳，歯冠が完成するのは8歳ころです．第二大臼歯は，永久歯のなかで最も長い7年という時間をかけてつくられます．年齢的には，小学校6年生から中学生にかけて生えてきます．この時期は，生活環境の変化が大きく，とくに，中学生になると学習，クラブ活動，友人との交流などが忙しく，生活習慣が乱れやすく，むし歯ができやすい時期でもあります．第一大臼歯に次いでむし歯になりやすいため，むし歯予防が大切になります．

　12歳臼歯が生える時期は，歯並びにも注意が必要になります．12歳臼歯の生える力によって，永久歯の歯並びは影響を受け，それまで問題がなかった歯並びに問題が生じるようになります．前歯の**叢生**（そうせい：歯がきれいに並ばず，でこぼこになる状態）や捻転（ねんてん：歯が斜めになる状態）がみられることがあります．また，12歳臼歯が生える前に治療した歯並びが，12歳臼歯が生えることで，症状のあと戻りがみられることもあります．歯並びや咬み合わせは，12歳臼歯が完全に生えるまで注意深く観察する必要があります．

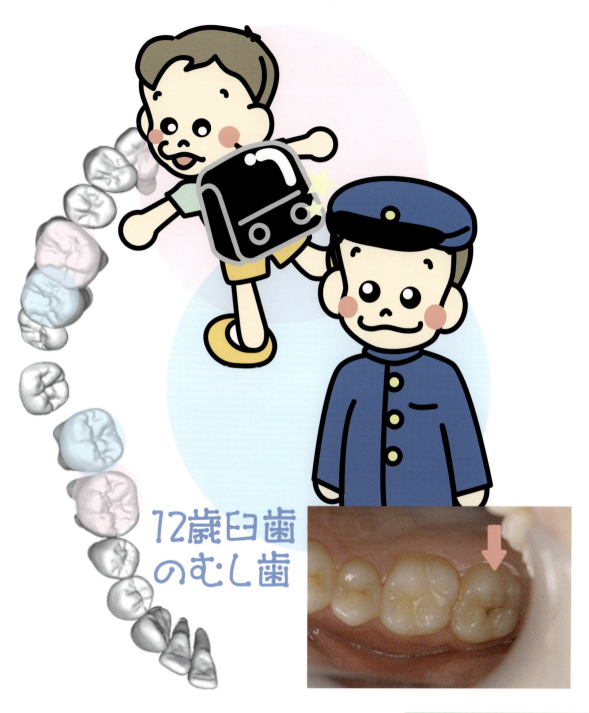

12歳臼歯のむし歯

過剰歯 かじょうし

余分な歯で，小さいものや，あごに埋まったものがあります

　歯の種がつくられ，その後，歯の形がつくられるなかで，歯の数に異変が生じることがあります．とくに，歯の数が増え，その結果生じるのが**過剰歯**です．過剰歯には，口の中に生えるものと，あごの中に埋まった状態のものとがあります．よくみられるのは上の前歯付近です．過剰歯の形態や大きさはさまざまで，円錐状や矮小のものが多いのですが，正常な歯の形態や大きさに近いものもあります．口の中に生えている場合は，通常の歯数よりも多いため容易に気づくことができますが，あごの中に埋まっている場合は，むし歯や外傷により**エックス線写真検査**を行ったときに偶然発見されることが多いのです．

　原則として，発見された時点で摘出することになりますが，永久歯の発育を阻害しないことが優先されるため，慎重な対応が求められます．また，上の前歯の正中部に埋伏することが多いため，歯と歯の間に大きなすき間が生じやすくなります．むし歯や外傷などの疾患がなくても，前歯のすき間が開きすぎていると感じたときは，歯科医院を受診し，検査を受けましょう．

　過剰歯の原因ははっきりしていませんが，親子間での関連性も指摘されているため，保護者が過剰歯を摘出した経験があるときは，前歯にすき間や生え方の左右差がないかなど，注意深い観察が必要になります．

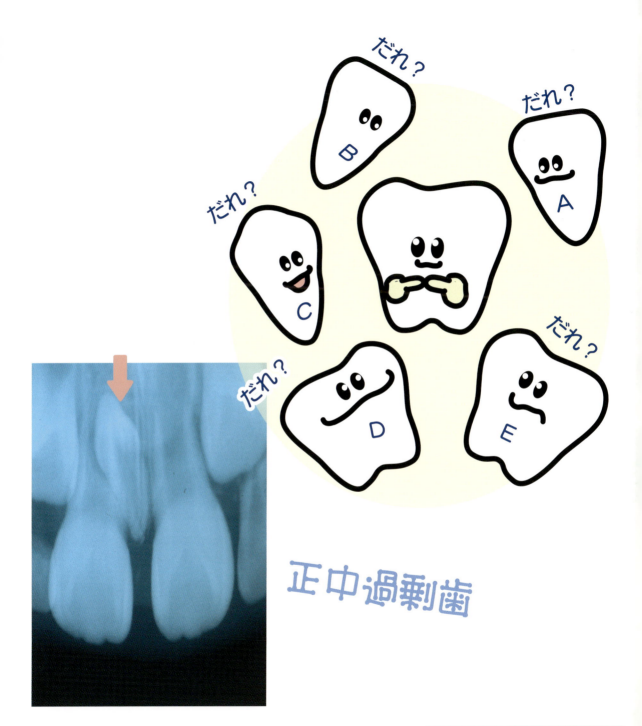

中心結節
ちゅうしんけっせつ

小臼歯や大臼歯の咬み合う面にできる突起物です

　歯にはさまざまな豊隆や突起がみられます．とくに，注意の必要なものが**中心結節**で，犬歯の奥隣の小臼歯やその奥に生えている大臼歯にみられます．なかでも，下の小臼歯によくみられ，咬み合わせる面（臼状になっている面）の中心部に，円錐状あるいは小さな突起物が生じます．この突起物の中には歯髄（歯の神経が入っている場所）が入り込んでいるため，突起部が折れると，細菌感染によって歯髄が炎症を起こすことがあります．

　歯が咬み合うようになると，突起物の破折による**歯髄炎**の可能性が高まります．しかし，歯が咬み合っても歯の根は完成していないため，歯髄炎を起こした永久歯の治療は大変むずかしくなります．また，見た目にはむし歯ではないため，強い痛みを訴えても，保護者は対応に苦慮することがあります．歯が生えたばかりのころから小突起に気づくのは可能なため，上下の歯が咬み合う前に適切な対応をすることで，突起部の破折を防止することができます．

　防止策としては，突起の周りをプラスチック樹脂などで補強する方法や，突起部の高さを少しずつ削りながら調整する方法があります．また，中心結節は両側にみられることも少なくないため，普段からよく観察することが大切です．

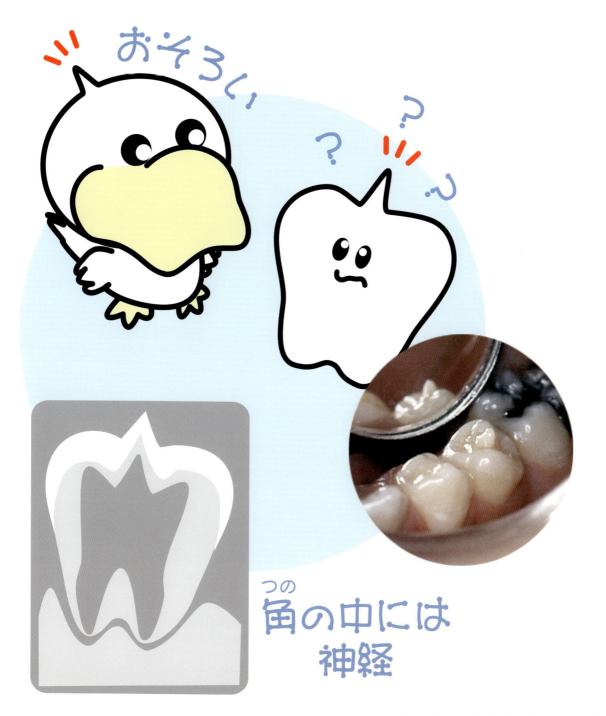

早期萌出
そうきほうしゅつ

出生時，新生児期に，通常より早く歯が生えてくることです

早期萌出とは，歯が，何らかの原因によって平均的な萌出時期よりも非常に早く生えてくることをいいます．出生時にすでに生えている歯を，先天歯あるいは**出産歯**といい，生後1か月以内に生えた歯を**新生児歯**といいます．本来の乳歯が早期に生える場合がほとんどですが，まれに過剰な歯のこともあります．発症頻度は1,000人に1人と非常に珍しく，保護者は一様に驚きます．原因は不明で，大切なことは早期萌出歯への対応です．早期萌出の場合，歯の根が十分につくられていないため，歯の動揺が大きいことがあり，慎重な対応が求められます．さらに，本来の乳歯か過剰な歯かの判断は非常にむずかしいため，小児歯科の専門医に相談することが大切です．

早期萌出歯は，下あごの前歯に多発するため，哺乳時に早期萌出歯が刺激となり，舌の下面に潰瘍が生じた場合や，哺乳量が減少した場合は，早めに相談するようにします．歯の先端部を丸くすることや樹脂によるコーティングを行うことで，10日程度で治癒します．また，乳児では唇を巻き込むしぐさがみられるため，下唇の内側にも潰瘍がみられることがあります．早期萌出歯がある場合は，お口の中を注意深く観察することが大切です．

永久歯の早期萌出の原因として，乳歯のむし歯を長期に放置することで起こる歯槽骨（歯を支える骨）の吸収や，乳歯の**早期喪失**（p.48参照）があげられます．

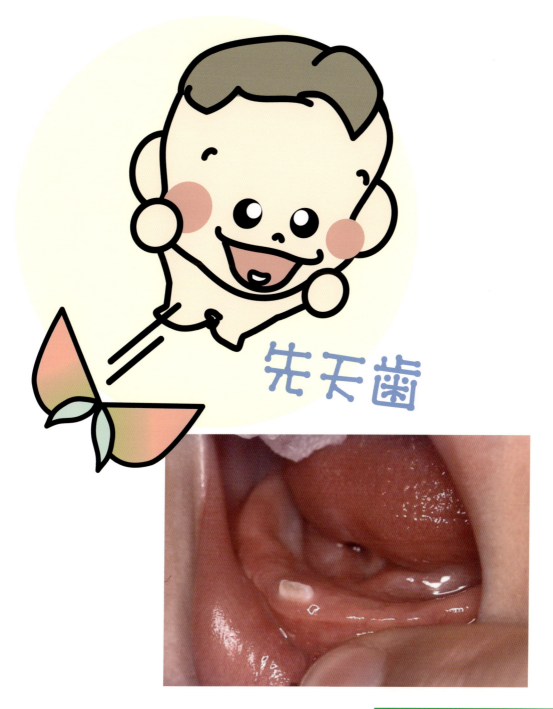

2 歯の発育 41

1 子どもの発育

2 歯の発育

3 歯並びと咬み合わせ

4 子どもの癖

5 むし歯とその予防

6 子どもの歯肉と軟組織

7 歯の外傷

8 歯の検査と歯科健診

空隙 くうげき

歯と歯のすき間のことで，保有率は歯並びに影響します

　子どもは，歯並びが完成したあと，歯と歯のすき間がみられることがよくあります．そのすき間にも意味があります．空隙は，霊長類に共通してみられる空隙（**霊長空隙**：上の乳側切歯と乳犬歯の間にある空隙と，下の乳犬歯と第一乳臼歯の間にある空隙をさす）と，あごの成長とともに出現してくる**発育空隙**とがあります．どちらの空隙も歯並びのために利用されるものですが，すべての子どもにみられるものではありません．

　上あごでは，霊長空隙と発育空隙の両方がみられる割合が90％近くになりますが，下あごでは，両方の空隙のある子どもは70％程度であり，上あごに比べて下あごでは空隙の保有率が低くなります．そして，空隙がある子とない子では，その後の歯並びに大きな影響があることが知られています．空隙がない子どもは，おおよそ67％の割合で歯並びが悪くなる可能性があると報告されています．逆に空隙の総和が5mm以上あると，永久歯の**叢生**（そうせい：歯と歯が重なるなど，歯並びが悪くなる）の可能性は5％以下という報告もあります．

　では，発育空隙はいつごろみられるのでしょうか．とくに変化の大きい時期が，5歳から6歳ころといわれ，永久歯の歯冠がつくられ，萌出が開始するころ空隙が目立つようになります．仕上げ磨きのときは，むし歯予防だけでなく，将来の歯並びのことを考え，空隙がどの程度あるのかを観察することも大切です．

発育空隙

霊長空隙

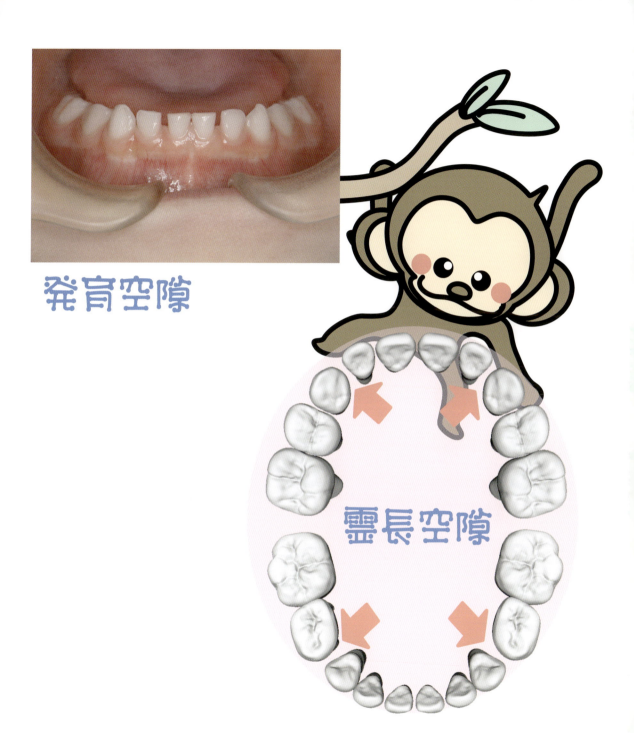

3 歯並びと咬み合わせ

アヒルの子 あひるのこ

上の前歯の生え始めにみられるハの字の歯の乱れです

　上の前歯が生え始めるころ，**正中離開**（左右の中切歯がくっついている状態ではなく，歯と歯の間にすき間のあること），歯軸の遠心傾斜（歯並びを正面から見たとき，ハの字に開いている状態），**捻転**（歯が回転している状態）など，歯列の問題が起こることがありますが，その後発育が進むにつれて自然に正常な状態に戻るといわれています．このように，上の前歯が生え始めるころにみられる歯列の乱れは，外国の歯科医師によって「**みにくいアヒルの子の時代**」とよばれるようになりました．

　歯列の乱れは，上の前歯に多く，下の前歯にはみられません．中切歯（真ん中の前歯）が生える過程でよくみられるのが，ハの字の状態（みにくいアヒルの子の時代）ですが，保護者は，子どもの歯が傾いていると心配になるのは当然です．しかし，あまり心配することはなく，ハの字の状態は，隣の側切歯が生え始めると傾きが改善され，正常な状態に近づいていきます．側切歯が生えきったあとも中切歯のハの字が残る場合もありますが，最終的には，犬歯が生え始めるころまで様子をみます．ただし，隣同士の歯が重なっている場合や，明らかに歯の生えるすき間がないときは，歯科医院を受診し，相談しましょう．

アヒルの子

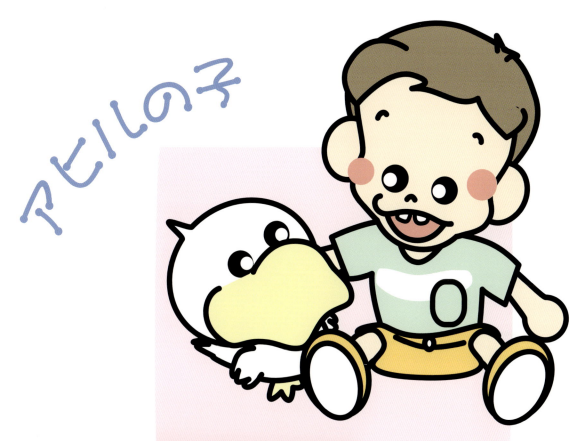

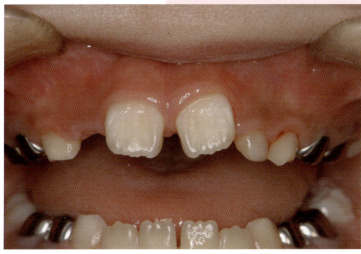

3 歯並びと咬み合わせ

むし歯やけがなどで，乳歯が早く抜けてしまうことです

早期喪失　そうきそうしつ

　乳歯の役割を終える前に，何らかの理由で歯を喪失した場合，「早期喪失歯」といいます．乳歯の前歯は4歳ころから根が吸収し始め，6歳から8歳にかけて永久歯に交換していきます．さらに，乳犬歯や奥歯は，7歳ころから根が吸収し始め，9歳から11歳にかけて永久歯に交換します．これらの交換時期より早期に喪失することを**早期喪失**といいますが，大切なポイントは，早期かどうかは年齢だけでは判断できないということです．すなわち，下から生えてくる永久歯の発育状態をみて判断する必要があります．そのため，早期喪失かどうか歯科医院を定期的に受診し，チェックをしてもらうことが大切です．

　また，乳歯の早期喪失のおもな原因は，むし歯と外傷ですが，喪失した状態をそのまま放置することはさけなければなりません．早期喪失を放置すると，下から永久歯が生えてくるためのすき間が不足する場合や，すき間が気になり舌などによる習癖がみられることがあります．とくに，奥歯が早期に失われたまま1年以上放置すると，90％以上に空隙（すき間）縮小がみられます．また，下の奥歯よりも上の奥歯の喪失のほうが，空隙の縮小量が大きくなります．

　むし歯による早期喪失歯に対して，いずれ生えてくる永久歯の場所を確保するための装置が，平成26年度から保険に導入されました．

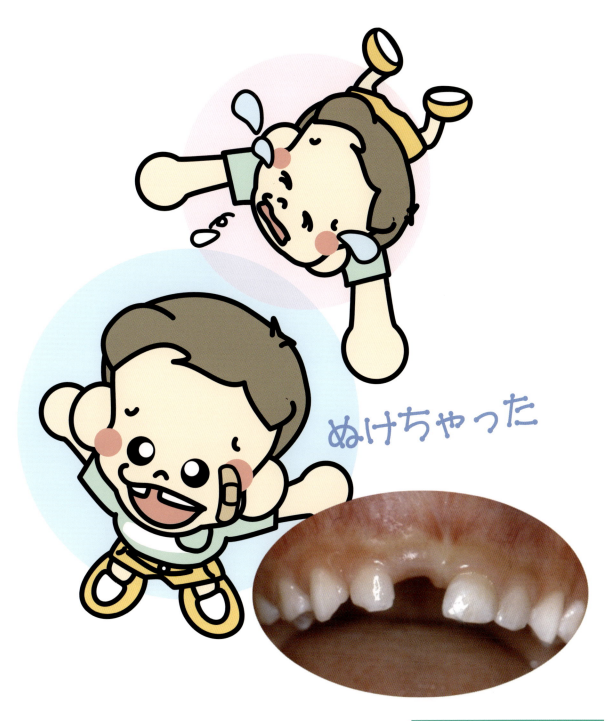

口呼吸　くちこきゅう

口から息を吸って口から吐く呼吸です

　アレルギー性鼻炎，アデノイドや扁桃腺が肥大し鼻呼吸ができないため，口で呼吸するいわゆる「**口呼吸**」をする子どもがいます．そして，習慣的に口呼吸していると，口や咽頭部の粘膜の乾燥や気道感染を起こしやすくなります．また，安静時には，舌は上あごにくっつくのが普通ですが，舌が下あごの前歯にくっついている場合や，のどの奥のほうに落ち込んでいる場合があります．口呼吸を改善するには，日常生活のなかで，鼻呼吸と口唇の閉鎖を促す対応が望まれます．積極的に口を使って吸ったり，吹いたりする遊びのなかで口唇の閉鎖力をつけることが大切です．鼻から息を吸ったり吐いたりすることを遊びの感覚で練習するのも良いことです．

　口呼吸をしている子どもは決して少なくないという報告がありますが，「口をぽかんと開けている」子どものなかには鼻呼吸をしている子どもが相当数含まれていることがわかっています．今の子ども達は全般に，口唇を閉じる力が弱いということです．当然，口唇の力が弱いと，上の前歯は前方に傾斜しやすくなり，**上顎前突**（じょうがくぜんとつ）がみられるようになります．逆に，上の前歯が突出すると口唇の閉鎖がむずかしく，口呼吸になることもあるため，注意が必要です．

　口呼吸，もしくは**開口**（鼻呼吸だが，口は開いた状態）している子どもは，口唇が弛緩し，乾燥のため赤唇が白っぽくなることがあります．このような症状がみられたときは，専門の先生に相談するようにしましょう．

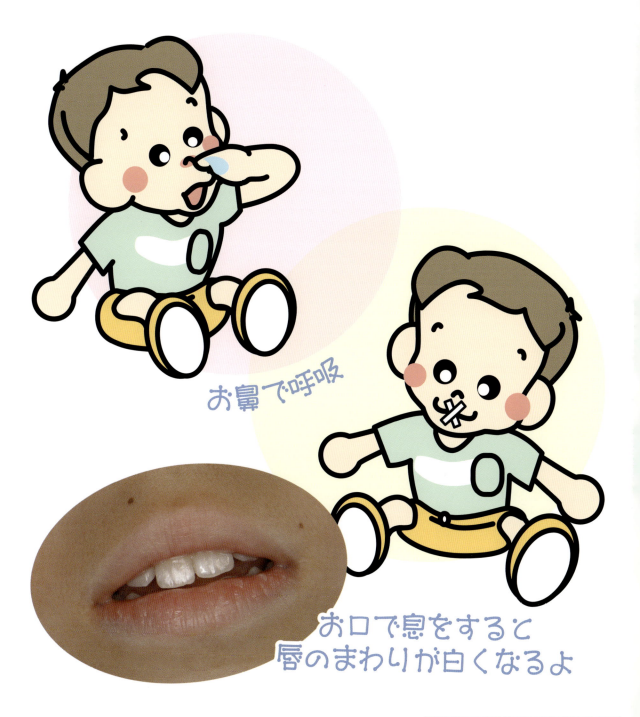

お鼻で呼吸

お口で息をすると
唇のまわりが白くなるよ

3 歯並びと咬み合わせ 51

1歳ころまでみられる嚥下で，その後，成熟型嚥下に移ります

乳児型嚥下　にゅうじがたえんげ

　乳幼児の嚥下は，上下のあごを離開し，そのすき間に舌を挟み込むようにして行います．大人が同じ状態で嚥下をしようとしてもできません．この特別な嚥下を，**乳児型嚥下**といいます．この乳児型嚥下は1歳をすぎると消失し，**成熟型嚥下**に移行します．いわゆる，わたしたちが日常無意識に行っている嚥下です．

　嚥下時の舌の正しいポジションは，舌全体を上あごに密着させ，舌の先が上の前歯のすぐうしろに位置した状態です．一方，**低位舌**は，舌の先の位置が低く，嚥下時に上あごではなく下あごの前歯を裏側から押している状態になり，上あごの成長を助ける働きがにぶくなるため，上あごの成長不良がみられます．さらに，嚥下時に舌が下の前歯を押すため，下顎前突になる場合があります．

　低位舌の子どもの特徴は，舌の使い方が上手ではないということです．舌の使い方が発達するのは**離乳期**であり，離乳完了の1歳ころまでに，舌の運動機能は，前後，上下，そして，左右の順に発達します．そして，舌の運動機能の発達には歯の萌出が深くかかわっています．

　日ごろから子どもの舌の使い方を観察し，少しでも早く問題を解決することで，健全な歯並びを獲得することが可能になります．低位舌や乳児型嚥下が継続されていると，食べ物を飲み込むとき，口唇をすぼめるしぐさをします．また，オトガイ部に皺（しわ）が寄りやすくなるため，食事中は子どもの口や周りの筋肉の使い方をよく観察しましょう．

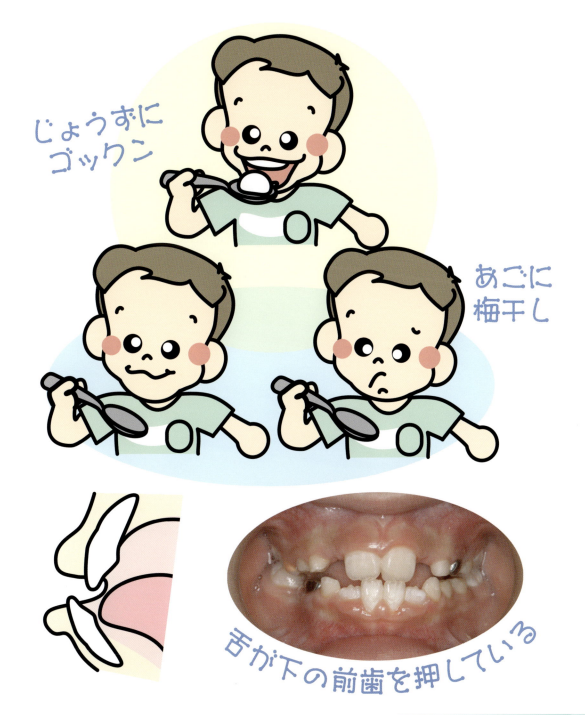

低位乳歯 ていいにゅうし

歯の高さが低く，咬み合わせ面に届かない歯です

　乳歯が生え始めてから，咬み合わせることなく低い位置にとどまっている場合や，もともと咬み合っていたものが，何らかの原因で歯の高さが低くなった状態を，**低位乳歯**とよびます．1歳6か月から7歳ころにみられ，上あごよりも下あごの奥歯に多くみられます．下の奥歯から2番目の第一乳臼歯に多くみられますが，複数の歯に及ぶものでは，左右の組み合わせが多いのも特徴です．

　原因は不明ですが，下から生える永久歯が欠如している場合や外傷，乳歯の根が骨と癒着することで起こると考えられています．特別な対応を必要とすることは少ないのですが，歯の交換が遅れることがあります．永久歯への交換時期になっても乳歯が揺れてこない場合は，低位乳歯の可能性も考えられるため，歯科医院を受診しましょう．

　また，保護者からみても明らかに歯の高さが低い場合は，永久歯が欠如している可能性があります．将来の歯並びのことを考え，歯科医院を受診すべきです．重度の低位の場合は，抜歯し，その後，装置を装着することもあります．また，低位乳歯の状態は進行することが多く，軽度だからと安心せず，定期的な観察が大切です．仕上げ磨きのとき，むし歯や歯肉炎のチェックだけでなく，奥歯の高さにも注意が必要です．

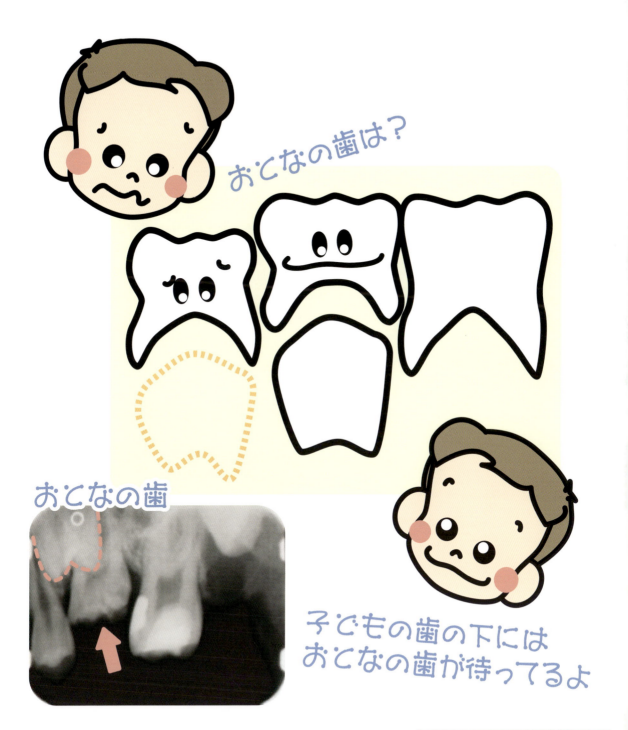

萌出遅延 ほうしゅつちえん

通常より遅れて歯が生えてくることです

　歯が，平均より遅れて生える場合を，**萌出遅延**といいます．多数の歯が萌出遅延する場合は，全身的な原因が疑われるため，まず歯科医院を受診し，エックス線写真検査を受けることが大切です．骨の代謝や甲状腺などの内分泌系，栄養障害が問題となることがあります．局所的な原因としては，外傷による歯根の形成障害や歯肉の肥厚，あるいは，歯が生える場所の不足などがあげられます．

　最初の乳歯は，生後8か月ころに生え始めますが，個人差が大きいことから，一般に，最初の乳歯の萌出が生後1年未満であれば正常と考えてよいでしょう．しかし，1年をすぎても歯が生えてこない場合は，萌出遅延が疑われます．しかし，歯の萌出時期については3～6か月前後の個体差があることから，あまり心配することはありません．乳歯も永久歯も，片方の歯が生えて，もう一方の歯が生えない状態，つまり左右差がある場合は，6か月前後の差であれば正常範囲といわれています．片方の歯が生えてから6か月以上経過した場合は，萌出遅延と考えられるため，一度歯科医院を受診し，検査を受けるようにしましょう．

　萌出遅延は，前歯だけでなく，どの歯にも起こります．永久歯では，上の前歯や犬歯，あるいは上下の第一大臼歯に萌出遅延がみられやすいといわれています．

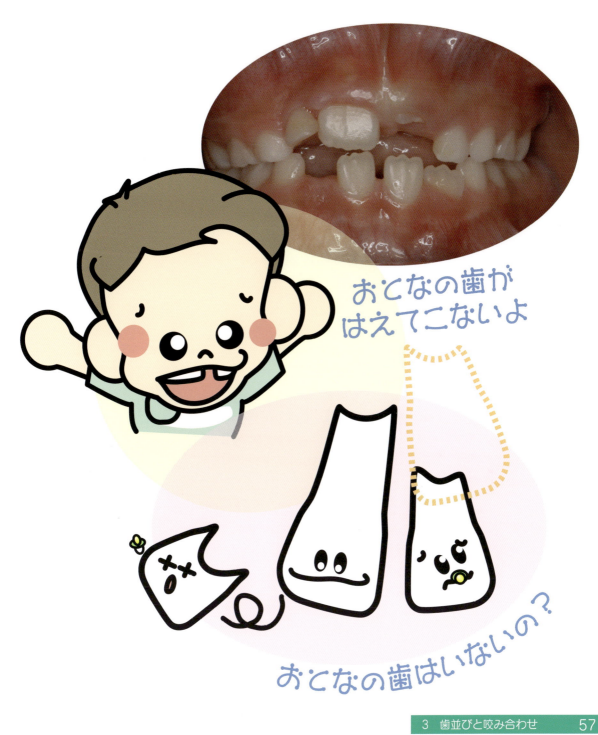

異所萌出 いしょほうしゅつ

本来とは異なる場所に歯が生えることです

　歯の種類により，生える位置はあごの中でほぼ決まっています．そのため，本来とは異なる場所から生えることを，**異所萌出**といいます．原因としては，歯の種の状態で，すでに位置や方向が異なることや，乳歯が早期喪失したため下から生えてくる永久歯が目印を失うこと，あるいは乳歯がいつまでも残っているため永久歯が本来の位置に生えることができないこと，あごの発育不良などがあげられます．

　よくみられるのが，犬歯と第一大臼歯で，下あごより上あごに多くみられます．とくに，上あごの第一大臼歯は，歯槽部（歯を支える骨の部分）の大きさと歯の大きさの不調和が起こりやすく，歯が生えようとしても，その歯を支える歯槽骨が育っていないと，歯は別の場所を探して生えようとします．そのため，隣接する第二乳臼歯の遠心の根を吸収するようにして生えてきます．その状態が進行すると，第二乳臼歯の早期脱落が起こる可能性があります．また，永久歯の場合も，異所萌出の発見が遅れて，重大な問題を引き起こすことがあります．とくに，上あごの犬歯では，近心方向へ生える向きが傾斜することによって，側切歯や中切歯の歯根を吸収してしまうことがあります．上あごや下あごで，同じ名前の歯の萌出時期に大きな違いがないか注意を払うことで，異所萌出を早期に発見することができます．

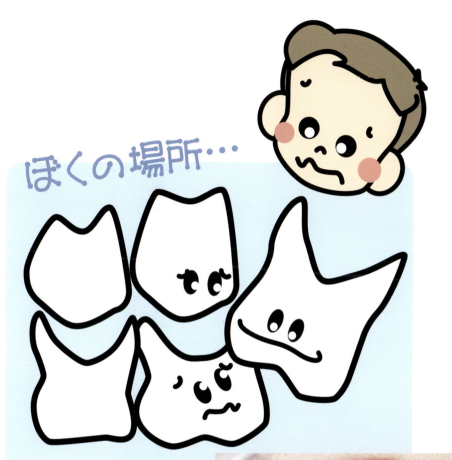

ぼくの場所…

ぼくのかわり
きみじゃないよ

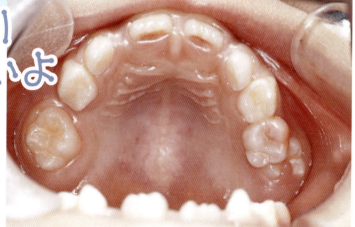

反対咬合 はんたいこうごう

咬み合わせると，下あごが上あごより前に出ます

　1歳から2歳にかけての**反対咬合**（上下が咬み合ったとき，下あごが上あごにより前に出た状態）を心配する保護者は決して少なくありません．

　1歳6か月ころ，一番奥の乳歯以外の歯が生えてくるため，上下の咬み合わせが一応つくられる時期です．この時期に反対の咬み合わせがみられても，あまり気にすることはありません．幼児期は，大人では想像もできないほど柔軟なあごの動きができます．また，授乳時の下あごの動きが記憶として残っている時期でもあり，下あごを前方に動かす癖が残りやすいのです．

　3歳をすぎたころ，上下の咬み合わせが安定します．この時期に反対咬合がみられたとしても，下あごを前に出す癖や，咬み合う瞬間に反対の咬み合わせになる場合は，上下の前歯のわずかな傾きの違いにより反対の咬み合わせになることがよくあります．一般的な反対咬合では，下の前歯が上の前歯を覆い，下の前歯は内側に傾斜していることが多いのですが，ときに下あごの前歯と前歯の間にすき間がみられることがあります．口蓋扁桃が肥大すると，舌は口蓋扁桃をさけるように前方に位置し，舌が前歯を唇側に押すようになるため反対の咬み合わせとなり，すき間が生じます．

　4歳をすぎても反対咬合が自然に治癒しないときは，その後のあごの成長に影響することがあるため，歯科医院を受診しましょう．

アイーン

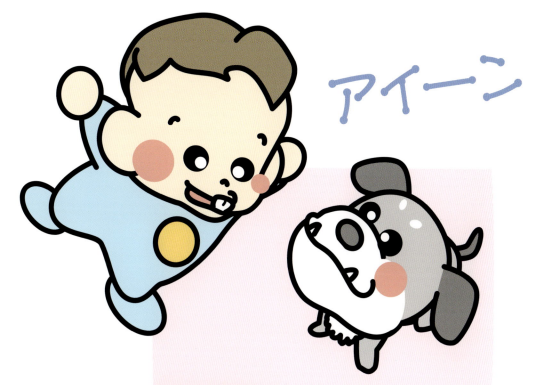
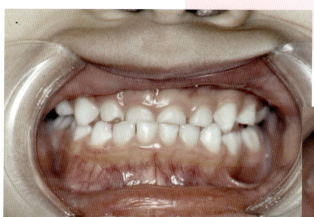
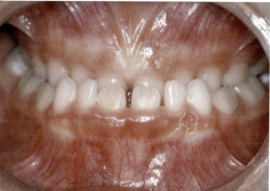

3 歯並びと咬み合わせ

開咬 かいこう

咬み合わせたとき，上下の歯にすき間ができます

　上下の歯を咬み合わせたとき，一部の歯が接触していない状態をいいます．部位からみると圧倒的に前歯に多く，奥歯でもみられることがあります．

　乳歯のときの**開咬**（かいこう）は，指しゃぶりによる習癖（**吸指癖：きゅうしへき**）がほとんどですが，**舌突出癖**や**異常嚥下癖**があると，開咬が自然治癒するのはむずかしくなります．4歳をすぎると指しゃぶりをしなくなるともいわれているため，5歳までに習癖が自然になくなるのが理想ですが，思ったようにはいかないものです．原因である習癖について，子どもにわかりやすく説明し，本人の自覚を促すことが大切です．しかし，保護者があまり神経質になるのは禁物です．保護者の態度が子どものストレスの誘因となり，習癖が悪化することがあります．

　食事中に口をすぼめるようなしぐさや，オトガイ部（あごの先端部）にしわが寄っているときは，異常嚥下癖といって，舌を上下の歯の間に挟み込むようにして食べ物を飲み込んでいます．つまり，前歯にすき間があるため，食べ物をうまく飲み込めないので，上下の前歯のすき間に舌を挟み込むようにして，口の中を陰圧に保ち，食べ物を飲み込むのです．習癖の改善がみられない場合は，習癖を防止するための装置があります．歯科医院を受診し，相談しましょう．

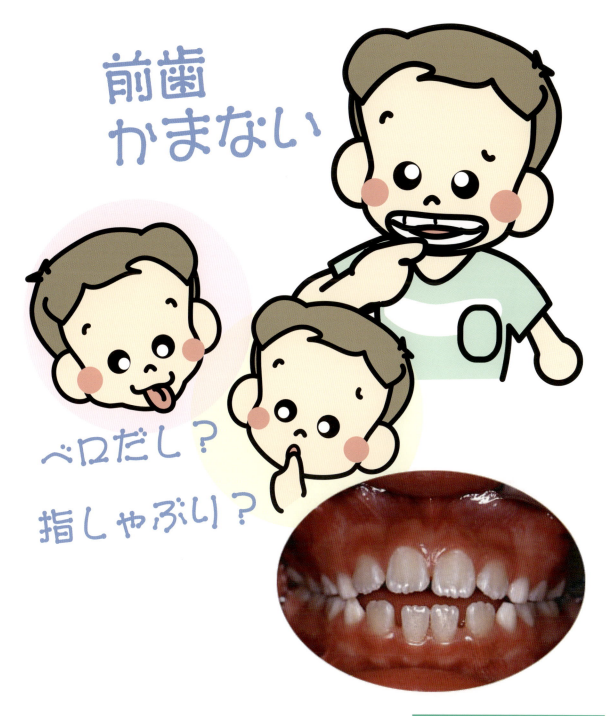

上顎前突
じょうがくぜんとつ

上の歯が下の歯より5〜6mm以上前に出た状態です

　正常な咬み合わせとは，前歯でいえば上の前歯が下の前歯を覆い，かつ垂直的な重なりが歯の高さの1/2程度で，水平的な距離も1〜2mm程度離れているものです．上下の前歯の水平的な関係が5〜6mm以上あるものを**上顎前突**とよびます．ただし，歯の傾きによる前突と骨格的な問題による場合があり，それぞれ対応が異なるため，歯科医院を定期的に受診し，経過をみることが大切です．

　また，歯の傾きによる前突の原因としては，**吸指癖**，**咬唇癖**，**異常嚥下癖**があげられるため，治療を進める段階では，習癖が消失しているかどうかがポイントになります．さらに，鼻疾患やアデノイドなどによる上気道通気障害は口呼吸を引き起こし，口呼吸が継続することで，下あごや舌が筋肉の力によって下方に押し下げられるため，ますます安静時に舌が口蓋に接することがなくなります．そのため，上あごの側方への成長が抑制され，歯列が狭窄することで上顎前突になります．歯の傾きによる前突は，容易に骨格的な問題にも移行することがあるため，普段から口唇を閉じるようにし，安静時には舌を口蓋に触れるようにすると，歯並びの悪化の防止や改善に効果があるといわれています．

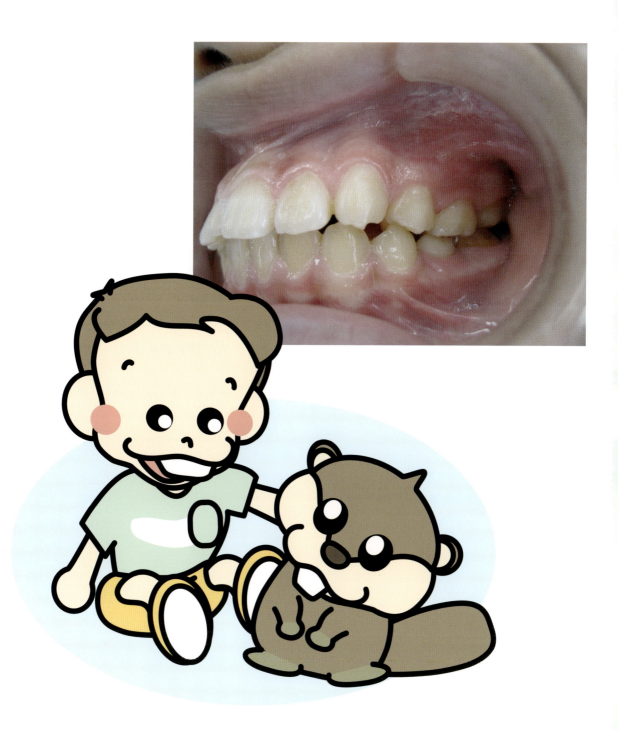

3 歯並びと咬み合わせ　65

過蓋咬合 かがいこうごう

上の前歯が下の前歯の2/3以上を覆った状態です

　上顎前突が上下の前歯の水平的な位置関係の問題とすると，**過蓋咬合**は垂直的な位置関係の問題といえます．過蓋咬合の原因としては，頬や唇の筋肉（口腔周囲筋）の緊張が著しいことや，上下のあごの不調和，口呼吸などがあげられます．とくに，口呼吸は，舌が低位となり，上あごの成長が不足するため上下のあごの不調和を助長し，過蓋咬合が悪化することが指摘されています．

　過蓋咬合とは，一般に，上の前歯が下の前歯の2/3以上を覆っている状態をいいます．乳歯列期の過蓋咬合は決して少なくはありません．

　上下の歯を咬み合わせた状態で前歯を観察すると，過蓋咬合かどうかの判断は容易です．しかし，慌てることはありません．6歳ころに生える第一大臼歯が上下で咬み合うころには，過蓋咬合の改善がみられることが多いのです．しかし，下あごの永久歯の生える順序が昔と大きく変わり，第一大臼歯よりも前歯が先に生え始める子どもが多くなりました．そのため，前歯が交換する時期になっても過蓋咬合が解消されず，下あごの前方への成長が不足しがちになり，下の前歯に叢生がみられやすくなります．事実，厚生労働省の歯科疾患実態調査によると，下の前歯の叢生（歯並びが悪く不揃いな状態）は増加傾向にあります．

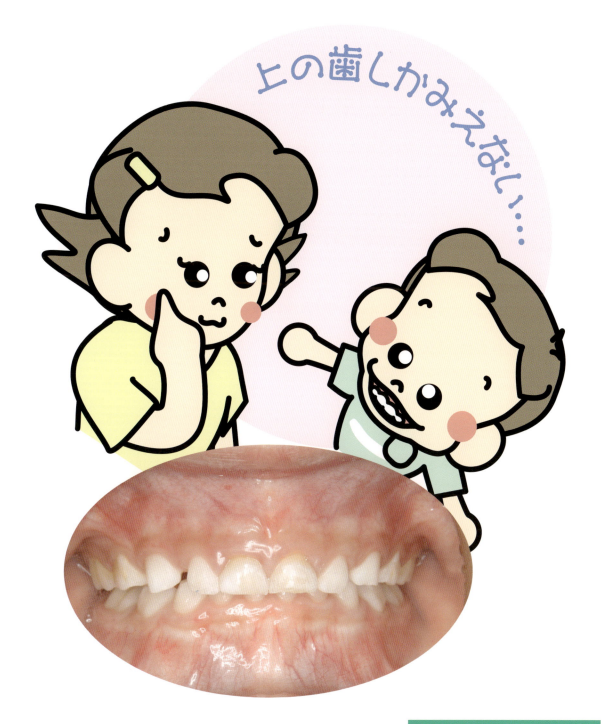

3 歯並びと咬み合わせ

交叉咬合 こうさこうごう

咬み合わせたとき，上下の歯列が横にズレた状態です

交叉咬合とは，上下の歯列が側方的にズレた状態をいいます．上下の歯列が前後的に反対の咬み合わせで，下あごが前方に出る反対咬合とは区別します．交叉咬合の特徴的な症状は，咬み合わせたときに正中線が不一致になることや，乳犬歯から奥歯にかけて片側性に上下の咬み合わせが逆になる臼歯部交叉咬合になることです．原因としては，乳歯列期では**吸指癖**によることが多く，永久歯では歯の萌出方向や萌出位置のズレが考えられます．

　小児期の臼歯部交叉咬合は，片側だけによる咀嚼の習慣化を招き，顔貌の非対称性を招くことになります．早期に対応することで，将来の大きな咬合異常を未然に防ぐことが可能になるので，専門家に相談することをお勧めします．

　正中線のズレは，見た目にわかりやすいと思われますが，意外に気づかないことが多いのです．とくに，奥歯の咬み合わせが逆になっていることに気づくのは容易ではありません．注意したいのは，食事のときです．あごが左右に動かず，一方向にだけ動いているときは交叉咬合が疑われます．

　左右の咬み合わせのバランスを整えることで，咀嚼機能が劇的に改善するばかりか，発音など，ほかの機能にも効果があります．また，早期に発見するためには，歯科医院を定期的に受診することをお勧めします．

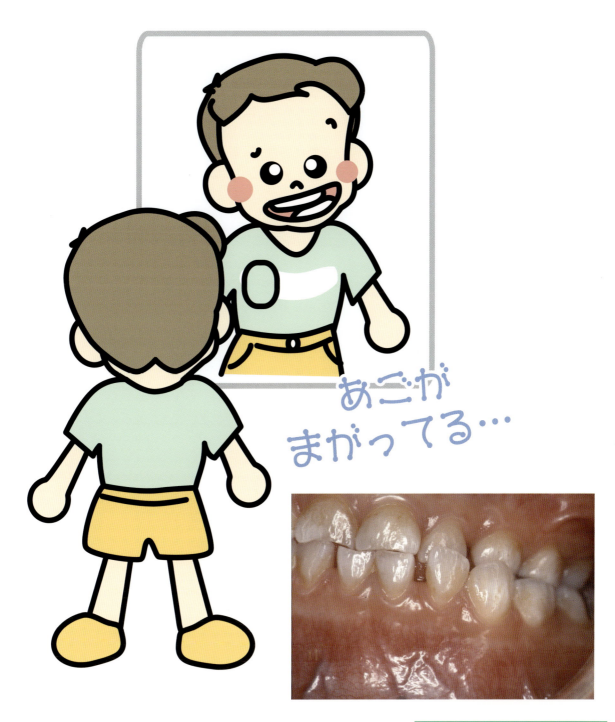

あごが
まがってる…

3 歯並びと咬み合わせ

1 子どもの発育

2 歯の発育

3 歯並びと咬み合わせ

4 子どもの癖

5 むし歯とその予防

6 子どもの歯肉と軟組織

7 歯の外傷

8 歯の検査と歯科健診

指しゃぶり ゆびしゃぶり

指をチュパチュパ吸うので，吸指癖ともいいます

　低年齢児の**指しゃぶり**は，同じ行為がお母さんのお腹の中で，すでに観察されることや，授乳期間が長い児にはこの習慣が少ないことなどから，哺乳の代わりとなる行動との見方があります．しかし一方で，心理的欲求不満や精神的緊張の解消が原因とも考えられています．指しゃぶりのなかでも，親指を吸う癖が最も多いといわれています．

　保護者にとっては，指しゃぶりによる口や歯への影響が心配になりますが，精神面での成熟度が増すことで，4歳ころには自然に消失するといわれているため，あまり神経質になる必要はありません．とくに，3歳未満では生理的なものと捉え，経過観察をしますが，3歳から5歳のあいだは，乳歯の歯並びに注意が必要です．とくに，指しゃぶりにより上下の前歯にすき間ができ（開咬），そのすき間に舌が入り込む，いわゆる**舌突出癖**がみられる場合は，将来の不正咬合の誘因となる可能性があるため，専門家に相談することをお勧めします．

　一般的には，幼児期までに癖がなくなれば，歯列や咬合への影響は自然に治癒する傾向にあります．しかし，学童期まで継続している場合は，歯列・咬合，発音ならびに咀嚼・嚥下への影響が大きくなります．そのため，心理療法や**筋機能訓練**など，治療の必要性について専門家に相談することをお勧めします．

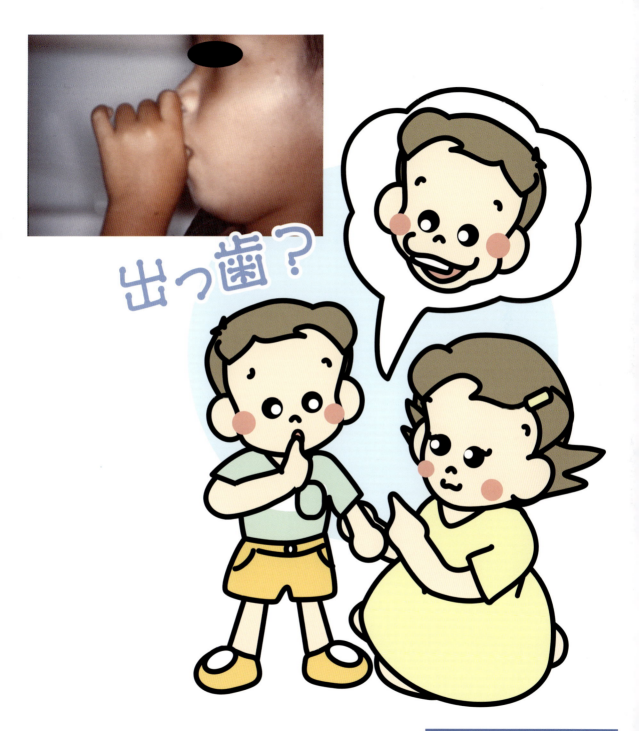

舌突出癖 ぜつとっしゅつへき

前歯のすき間から舌を出したり，舌で前歯を押す癖です

　指しゃぶりや口呼吸が原因で生じる開咬によって誘発され，前歯に生じた空隙に舌を挿入することが習慣になったものを，**舌突出癖**といいます．それに対して，嚥下をするとき舌が突出し，上下の前歯の間に舌の先端を挟み込み，その状態で嚥下することを，**異常嚥下癖**といいます．

　正常な嚥下では，上下の前歯は接しており，舌は上の前歯のうしろに位置し，舌は口蓋に接した状態で，ゴックンをします．そのため，正常な嚥下では，**側頭筋**（そくとうきん：こめかみのあたりで触れる筋肉）や**咬筋**（こうきん：頬のあたりの筋肉）が収縮しますが，異常嚥下癖がみられる場合は，口をすぼめる動きやオトガイ筋（下あごの先端）の緊張が強くなります．

　舌突出癖は，指しゃぶりや口呼吸が原因となりますが，異常嚥下癖の原因としても指しゃぶりによる開咬や，アデノイド，扁桃腺肥大による鼻咽頭疾患，**乳児型嚥下**が残ったものがあげられるため，厳密に両方の癖を分けることはできません．いずれにしても，舌や口腔周囲の筋肉の異常な活動を伴うため，**筋機能訓練**によって口腔と顔面の筋肉の正常な機能の改善が必要になります．

　筋機能訓練には，正常な舌位置の学習のための嚥下訓練，ボタンを用いた上下口唇や口腔周囲筋の機能改善，咀嚼筋の機能改善のための咬み合わせの調整などが含まれます．

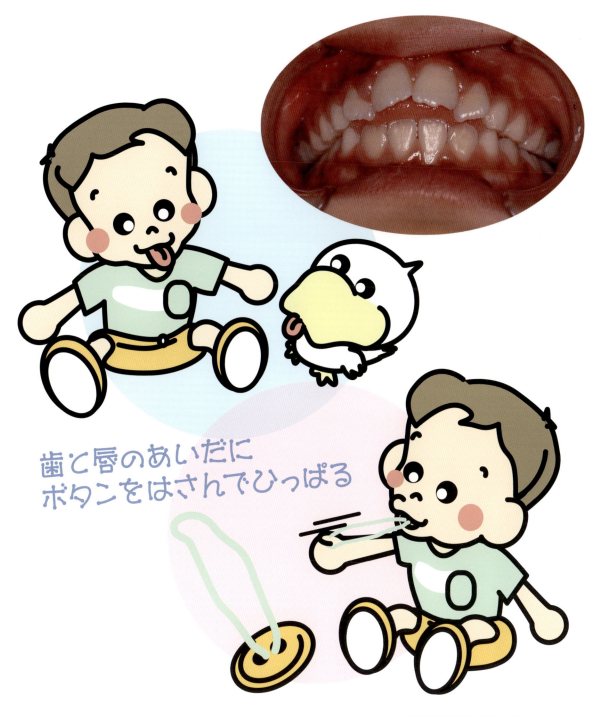

歯ぎしり
はぎしり

寝ているときなどに歯をこすり合わせ，ぎりぎり音をたてます

　歯ぎしりとは，寝ているときなどに歯を強くこすり合わせ，ぎりぎりと音をたてることをいいます．なかには音を立てない食いしばりタイプもあり，子どもの歯ぎしりは決して少なくありません．とくに，子どもでは，咀嚼筋のなかでも咬筋の発達が優位であるため，ぎりぎりという音が大きくなりやすいとも考えられていますが，不明な点も多いようです．歯ぎしりのおもな原因は，精神的なストレスといわれていますが，子どもでは歯列・咬合の発育段階における生理的な現象とも捉えられています．

　5歳前後になると，しつけの一環として頻繁に注意されることが多くなり，子どもの気持ちがみたされない場合が多くなるため，口の癖と同様，歯ぎしりも蓄積したストレスの発散としてみられることがあります．2歳前後でも歯ぎしりがみられることがあり，年齢的にも心配するお母さんは少なくはありませんが，この時期の歯ぎしりは，咬み合わせをつくっていく過程の生理的現象で，心配はいりません．

　永久歯が生え始める6歳以降は，永久歯と乳歯が混在する時期にあたります．やはり，咬み合わせが不安定になりやすいため，歯ぎしりがみられることがあります．あごがだるい，口が開きにくい，耳が痛い，歯の噛む面がすり減っているなどの症状がみられるときは，専門家に相談することをお勧めします．

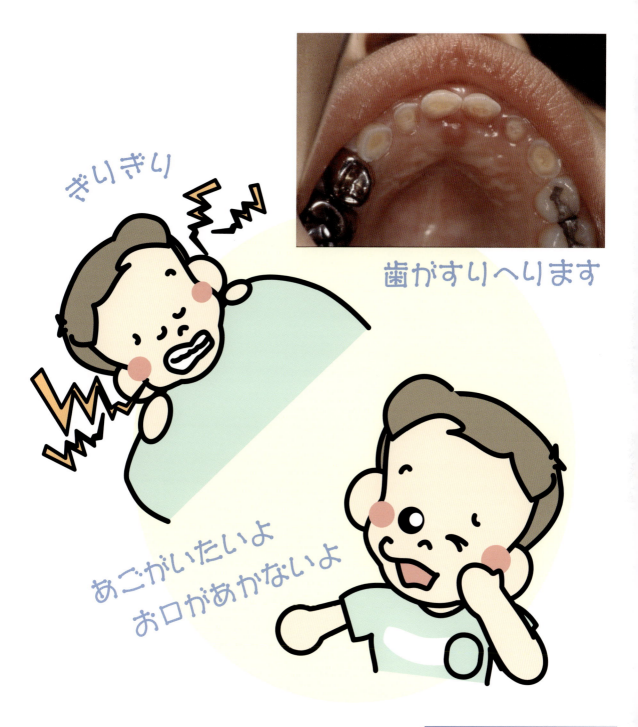

1. 子どもの発育
2. 歯の発育
3. 歯並びと咬み合わせ
4. 子どもの癖

5 むし歯とその予防

6. 子どもの歯肉と軟組織
7. 歯の外傷
8. 歯の検査と歯科健診

バイオフィルム
ばいおふぃるむ

さまざまな細菌が寄り集まった強固なものです

　むし歯は，おもに**ミュータンスレンサ球菌**による感染症といえます．そして，ミュータンスレンサ球菌がたくさん口の中にいると，食べ物のなかに含まれている糖分を栄養源に酸をつくり出し，その結果，硬い組織であるエナメル質が溶けてしまいます．

　歯の表面に付着した**歯垢**（デンタルプラーク）は，単なる食べかすではありません．歯垢は，むし歯の原因菌が糖分をもとにつくり出すネバネバ物質であり，細菌の集まりです．この段階であれば歯ブラシによって取り除くことができますが，時間の経過とともに，歯垢は**バイオフィルム**へと変わっていきます．バイオフィルムとは，さまざまな細菌がすみつき，1つの都市を形成するかのように，巧みに細菌同士がネットワークをつくり上げた細菌の集合体です．

　バイオフィルムは，抗菌薬やフッ化物などのむし歯予防に関連した薬をはねのけてしまうほど強力なものです．バイオフィルムで覆われた歯の表面は，糖分を栄養源にしてつくり出された強い酸で溶け出してしまいます．さらに，バイオフィルムは歯ブラシだけで取り除くことはできません．歯磨剤に含まれる研磨剤がバイオフィルムの除去に効果があるといわれていますが，低年齢児では歯磨剤を用いない「から磨き」が推奨されています．小児では，まず歯磨き習慣づくりが大切であり，磨き残しをつくらないためには保護者による仕上げ磨きが重要になります．そして，歯垢の段階でしっかり取り除くことができれば，バイオフィルムの形成には至りません．

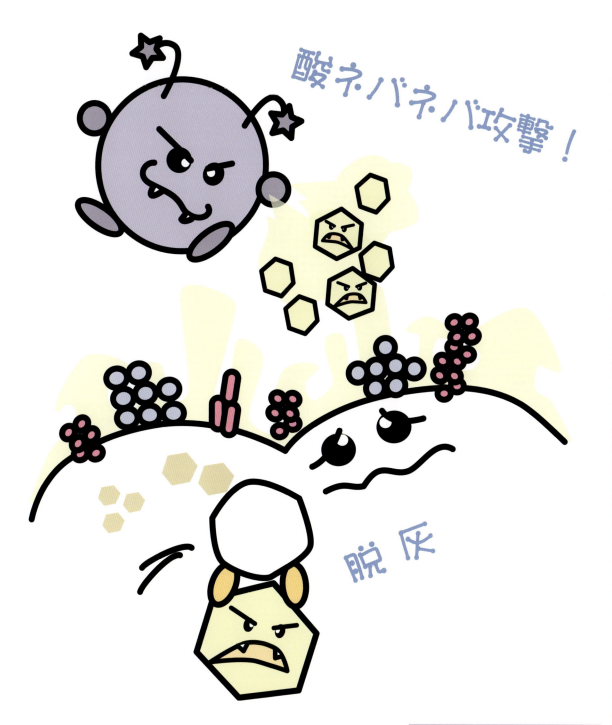

5 むし歯とその予防

ミュータンスレンサ球菌
みゅうたんすれんさきゅうきん

菌の量が多くなると，むし歯ができやすくなります

　乳歯が生え始めてから，1歳前後で**ミュータンスレンサ球菌**が定着を始め，乳歯の数が増えるのに伴い検出率も増加します．とくに，乳歯の奥歯が生え始める1歳4か月をすぎるころには検出率が急増します．19か月（1歳7か月）から31か月（2歳7か月）の時期は，まるで窓を開け放ったかのようにむし歯菌に感染しやすいことから，「**感染の窓**」といわれています．

　3歳児の約60％にミュータンスレンサ球菌の定着がみられますが，この時期に定着しやすい理由として，
　①乳歯の萌出数が増えることで菌の付着する面積が増加すること．
　②複雑な形の小窩裂溝をもつ乳臼歯が生えるため菌が定着しやすくなること．
　③離乳食から普通食への移行によって，不溶性グルカン（歯の表面につくられるネバネバ物質）を生成するための糖分が供給されやすくなること．
　④低年齢児の口の中の常在菌の種類が成人に比べて少ないこと．
などがあげられます．

　すなわち，ミュータンスレンサ球菌の感染と歯の発育や口腔機能の発達とは深くかかわっています．ここで注意したいのは，口の中に常在するミュータンスレンサ球菌の量が重要だということです．検出されても，量的に少なければ問題にはなりませんが，量的に多い場合は，当然むし歯ができやすくなります．ミュータンスレンサ球菌は，保護者からの感染により子どもの口の中に定着するため，量的な問題を解決するには，保育者自身の口腔環境に注意を払うことが必要です．

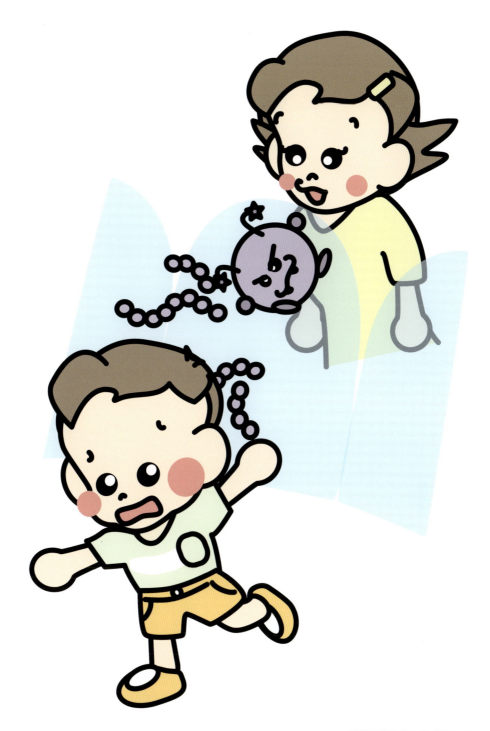

5 むし歯とその予防

乳歯のむし歯
にゅうしのむしば

年齢によって，むし歯になりやすい部位が異なります

　齲蝕は，感染症と生活習慣病の要素をあわせもつ多因子性疾患という考え方が一般化しており，むずかしい言葉では，慢性の持続性感染症といわれています．一般に，慢性疾患は急性疾患とは異なり，1つの因子を制御するだけでは発症の予防は不十分であり，日々の食生活を含む生活習慣の改善が必要になります．とくに，小児期の乳歯のむし歯は，保育環境の影響を受けやすいのが特徴です．

　また，子どもは，年齢によってむし歯のできやすい部位がはっきりしています．1～3歳ころまでは上の前歯の唇側面および近心隣接面が，3歳をすぎるころは上下の乳臼歯の咬み合う面が，4～5歳ころは上下の乳臼歯の隣接面が，むし歯ができやすい部位です．

　そして，永久歯のむし歯とは違った独特なむし歯の進行状態を示すことが多く，1歯単位のむし歯の評価も重要ですが，それ以上に口の中を1つの単位として評価することが大切です．口の中を1つの単位として，むし歯のパターンを把握することで，個人のむし歯に対する感受性を評価することも可能です．代表例としては，初期の**哺乳びんむし歯**では，上の前歯の唇面や裏側，奥歯の頬面や裏側にむし歯ができやすく，それに対して下の前歯や奥歯にはむし歯がみられないなど，口の中を1つの単位としてみたとき，上下でむし歯のでき方に違いがみられます．

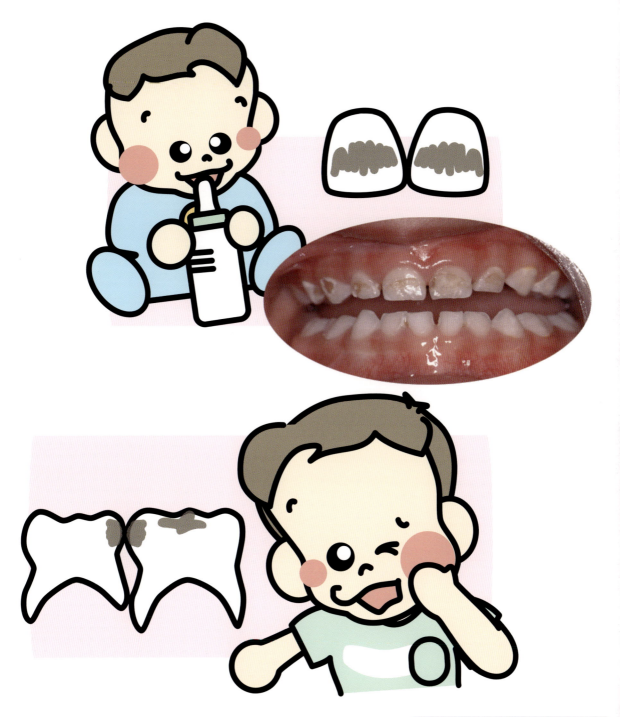

5 むし歯とその予防

永久歯のむし歯
えいきゅうしのむしば

乳歯にむし歯があると永久歯もむし歯になりやすくなります

　永久歯は，乳歯ほど明確ではありませんが，年齢に応じてむし歯のできやすい部位があります．6～7歳は上下の第一大臼歯（6歳臼歯）の咬み合う面，8～9歳は上顎切歯隣接面，10歳以降は上下の第二大臼歯（12歳臼歯）の咬み合う面です．生えたばかりの永久歯（幼若永久歯）ほど，むし歯になりやすいという特徴があります．その理由として，歯質が未熟なため酸に対する抵抗力が低いこと，咬み合う面の溝が十分に石灰化していないことがあげられます．

　幼若永久歯のなかでも，とくに，むし歯になりやすいのは，下の第一大臼歯です．その理由として，上記の2点に加え，歯が完全に咬み合うまでの時間が，上の第一大臼歯（約6か月）に比べて下の第一大臼歯（約10か月）のほうが長いため，そのあいだは自浄作用が起こりにくいことや，歯冠の一部が歯肉に覆われている期間が長く不潔域になりやすいため，歯磨きがむずかしいことがあげられます．

　3～4歳の乳歯のむし歯と11～13歳の永久歯のむし歯の関係を，経年的に調査した研究によると，乳歯むし歯と永久歯むし歯とのあいだに強い関係がみられることがわかりました．乳歯にむし歯があると，永久歯がむし歯になる可能性は，乳歯にむし歯がない子どもに比べて2倍強高いことが報告されています．永久歯をむし歯から守るためには，乳歯のときからむし歯にしないことが大切です．

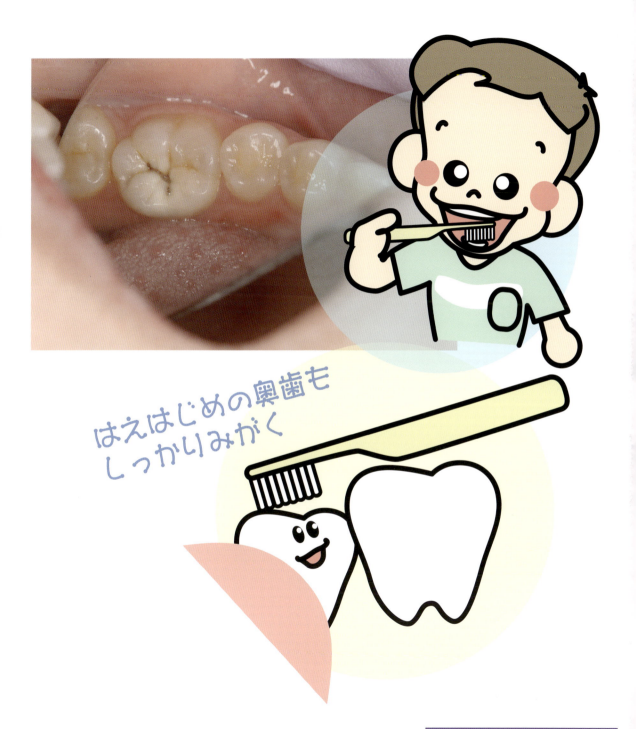

はえはじめの奥歯も
しっかりみがく

5 むし歯とその予防

歯髄炎 しずいえん

むし歯が深くなり歯髄が炎症を起こすと，強く痛みます

　エナメル質には神経がないため，むし歯がエナメル質にとどまっているときは痛みを訴えることはありません．しかし，むし歯が，神経の一部が入り込んでいる象牙質まで達すると「鋭い痛み」がみられます．ただし，誘発痛といい，冷たい水や食べ物による一時的な痛みがみられるときは，神経が入っている歯髄（神経が入っているところ）の一部が炎症を起こしている可能性が高くなります．それに対し，飲食中以外に安静にしていても痛みがある場合は，歯髄全体が炎症を起こしている可能性が高くなります．

　子どもは，歯の痛みがあると，想像以上に不安になります．しかし，痛みの状態をうまく表現することができません．保護者による気づきがとても大切になるため，食事中や，普段と違うしぐさには注意を払いたいものです．

　歯髄の炎症は，皮膚などの炎症とは異なり，歯という硬い組織の中で起こるため，強い痛みが生じやすくなります．象牙質のむし歯で，痛みがある場合は，むし歯を取り除き，プラスチック樹脂などを詰める治療を行います．さらに，歯髄にまで達すると，ズキズキする大変強い痛みに変わります．温度変化などでいったん痛みが強くなると，数十分間は持続します．象牙質の痛みとは違い，「多彩な痛み」が特徴です．

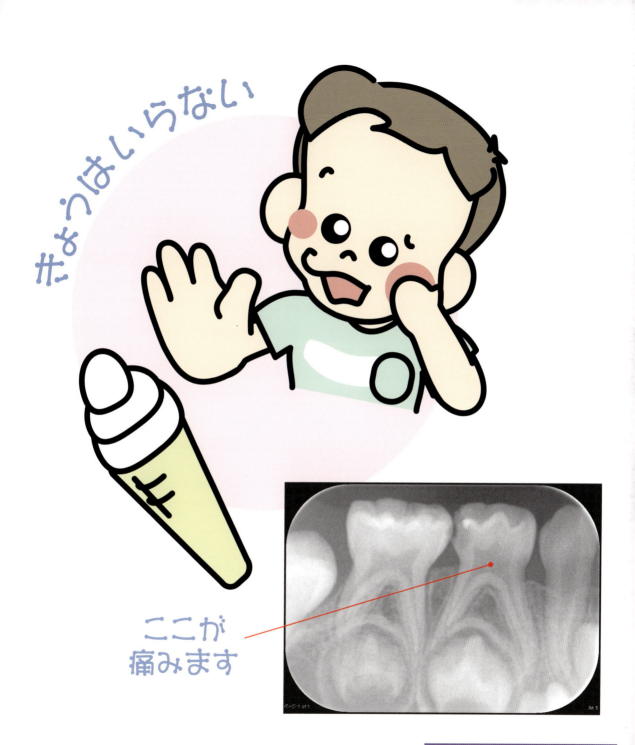

5 むし歯とその予防

根の病気
ねのびょうき

歯の神経が死んで化膿すると，根の先に膿がたまります

　明らかにむし歯が進んで，大きな穴が開いているのに痛がらないときは，歯の神経が死んでいることが考えられます．そのまま放置すると，感染によって死んだ神経が化膿し，歯の根の先に炎症が起こり，膿がたまる**根尖病巣**（こんせんびょうそう）ができます．さらに，膿は，歯を支える周囲の骨に広がります．とくに，子どもは，歯を支える骨がやわらかいため，膿が骨の中を通り抜け，歯肉側に膿の袋ができやすくなります．

　そのため，仕上げ磨きのときは，歯の観察とともに，歯肉の様子を観察することも重要です．そして，歯の周りの歯肉に膿の袋がないかチェックすることも大切です．さらに，乳歯の根の病気は，次に生えてくる永久歯にも影響を与えます．具体的には，乳歯の根の病気を放置すると，たまった膿が永久歯のエナメル質を溶かしてしまうことがあります．これを**ターナーの歯**とよび，永久歯があごの中で発育しているときに起こります．そして，永久歯が生え始めたとき，エナメル質の一部が粗造になっていたり，変色がみられることがあります．乳歯のむし歯を放置すると，永久歯の発育にも大きな影響を与えることを忘れないでいただきたいものです．

　膿の袋がある場合には，できるだけ早急に歯科医院を受診し，エックス線写真検査を受けましょう．

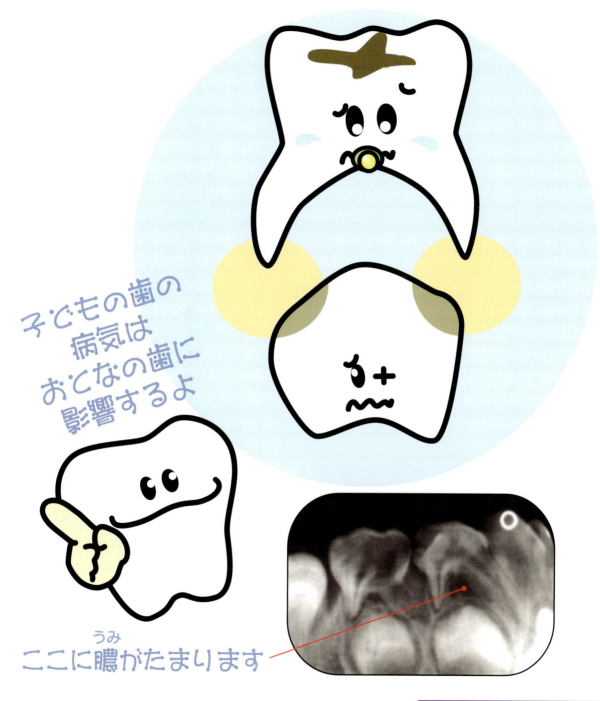

子どもの歯の病気はおとなの歯に影響するよ

ここに膿(うみ)がたまります

5 むし歯とその予防

重症型むし歯 じゅうしょうがたむしば

神経に達したり，歯が壊れたり，膿が出ているむし歯です

　重症なむし歯と**重症型むし歯**は，言葉としては似ていますが，意味合いはまったく異なります．1本1本の歯について，むし歯は，進行度によってC0からC4まで分けられています．

　C0: エナメル質は健全で，咬み合う面の溝に着色や白濁がみられるもの．
　C1: エナメル質にだけむし歯があるもので，見た目にもむし歯とわかるもの．
　C2: むし歯がエナメル質から象牙質に達したもの．
　C3: むし歯が神経まで達したもの．
　C4: 歯冠が崩壊し，歯の保存ができなくなったもの．

　神経にまで達したむし歯や保存できなくなった歯を，重症なむし歯として扱うことが一般的ですが，乳歯のむし歯は永久歯とは異なり独特な侵襲性があるため，口の中のむし歯をパターンとして捉えることで，保育環境の改善を促す狙いがあります．

　上の前歯，下の前歯と上下左右の奥歯の6つの部分に分け，むし歯の罹患状態を評価します．そのなかで下の前歯にむし歯のあるタイプをC型といい，重症型むし歯に分類されています．

　このように，個々のむし歯の程度も重要ですが，それ以上に，口の中全体を見渡したとき，どのようなパターンでむし歯に罹患しているのかがより大切です．とくに，重症型であるC型のむし歯は，早急な保育環境の改善が必要になります．

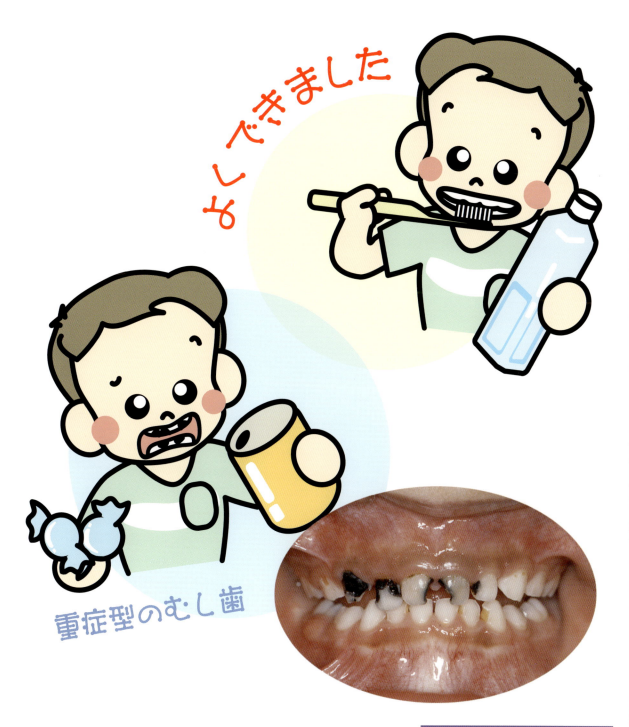

シーラント しいらんと

奥歯のくぼみや溝をふさいで、むし歯を予防します

　乳歯も永久歯も，奥歯にはくぼみや溝があります．とくに，生えたばかりの歯は，上下の歯が咬み合わないため咬耗（歯のすり減り）がなく，くぼみや溝が深く複雑なため，むし歯になりやすいのです．このむし歯になりやすいくぼみや溝を封鎖し，むし歯の発生を予防することを目的に開発されたのが，**シーラント**です．

　シーラントを行う時期は，いつでも良いというわけではありません．とくに効果が高いのは，歯が生えてから咬み合うまでの時期で，かつ歯磨きによる清掃がむずかしい歯にシーラントを行うことです．乳歯と永久歯のどちらにもシーラントは適していますが，乳歯では，咬み合う面の溝が永久歯に比べて浅いため，永久歯ほどシーラントの保持率は高くありません．それに対して，永久歯は長期にわたり保持率の高いことが報告されています．

　シーラントの具体的な方法は，歯の表面を酸で一時的に処理し，シーラントの接着効果を高めたうえでシーラントを溝に填入します．以前のシーラントに比べてフッ化物の含有量や，そのほかのイオンなどが多く含まれ，単にくぼみや溝をふさぐという物理的な目的だけでなく，積極的な歯質の強化がはかれるようになりました．**歯磨き習慣**や**フッ化物洗口**との併用により，さらに効果は高まります．とくに，6歳臼歯は永久歯のなかでもむし歯になりやすいため，シーラントを行うことは大変有効です．

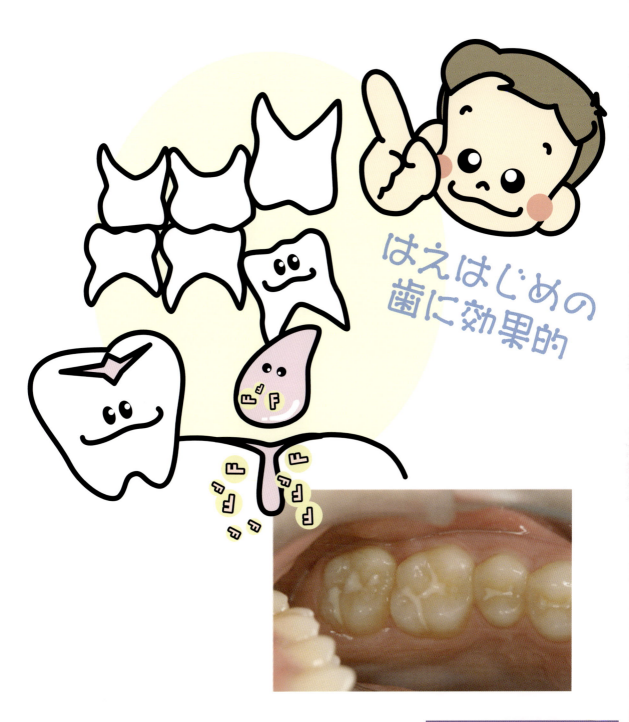

フッ化物
ふっかぶつ

酸や細菌から歯を守り，むし歯を抑制します

　むし歯予防のための**フッ化物**としては，フッ化ナトリウムがよく使われますが，フッ化ナトリウムは水に溶けるとイオン化してフッ化物イオン（フッ素がマイナスイオンになっている状態）となります．当然，唾液中でもフッ化物イオンとして存在します．エナメル質にフッ化物イオンを作用させると，フルオロアパタイトという酸に溶けにくい性質の安定した結晶に変化し，エナメル質が強化されます．そして，歯質の強化だけでなく抗菌作用もあるため，細菌による酸の産生を低下させることで，むし歯の予防効果が得られます．

　フッ化物は，フッ化物配合歯磨剤，フッ化物洗口，フッ化物歯面塗布というかたちで用いますが，フッ化物の効果を最大限に発揮するには，低濃度のフッ化物を持続的に用いることです．つまり，自宅でのフッ化物配合歯磨剤の使用やフッ化物洗口が大切になります．

　歯磨剤に入れてよいフッ化物濃度の上限は決まっているため，毎日使用しても安全です．ただし，うがいのできない乳幼児に対しては，「から磨き」をしたあとで，少量のフッ化物（ムースやジェルタイプ）を歯ブラシにつけて歯面に塗る「ダブルブラッシング法」が推奨されます．また，フッ化物洗口は，うがいのできる4歳ころから開始し，15歳ころまで継続することが大切です．

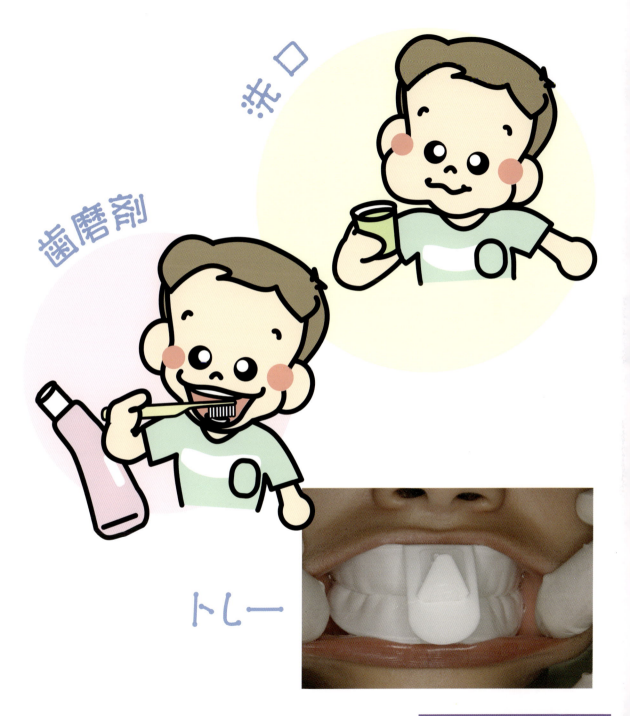

歯磨き法 はみがきほう

歯ブラシを軽く歯に当てて，左右に細かく動かします

　低年齢での歯磨きは，「しつけ」の1つと捉え，清掃を期待するのではなく，習慣として定着することに重きを置くべきであり，保護者による仕上げ磨きが中心になります．3歳以降では，子どもの刷掃意欲を尊重することが大切であり，5歳から6歳では刷掃の自立と技術の上達がみられます．子どもに適した歯磨き法の条件として，習慣化しやすい簡単な方法で，刷掃効果の高いことがあげられます．それには，**スクラビング法**が最適です．

　スクラビング法は，ごしごし磨きともよばれ，歯ブラシを頰面，舌面，咬合面に当て，近遠心的にごしごし磨く方法です．子ども自身による歯磨きの導入だけでなく，乳幼児期に保護者が行う仕上げ磨きにも適しています．しかし，細かいごしごし磨きが上手にできない子どもでは，**横磨き**（近遠心的に大きな動きとなるため，清掃効果が得られにくい）になることが多く，歯肉を傷つけることにもなるため，注意が必要です．

　スクラビング法に次いで，**フォーンズ法**が適しているといわれています．フォーンズ法は，上下の歯を咬み合わせた状態で，歯ブラシを直接歯面に垂直に当て，大きな円を描くように磨きます．細かい運動ができない低年齢児に適した方法といえます．しかし，歯の裏側（舌面）の清掃には適していないので，スクラビング法と組み合わせることで，より高い刷掃効果が得られます．

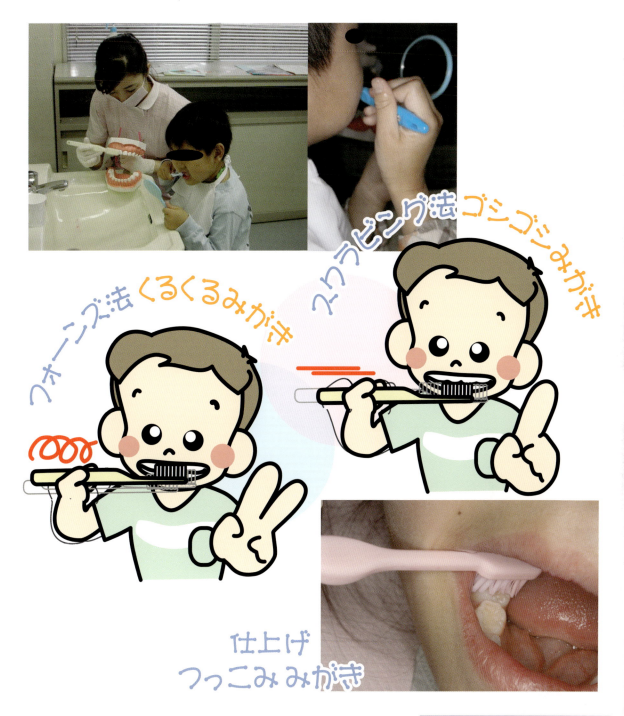

ラバーダム
らばあだむ

治療による不快感を除き，誤飲や誤嚥の危機を回避します

　ラバーダムとは，むし歯や歯の根の治療の際に装着するゴムのマスクのことです．英語表記では rubber dam と書きますが，日本語に訳すと，ラバーにより堰（せき）をつくることを意味します．とくに，子どもへのラバーダム法の応用は，多くの利点があります．むし歯を取り除くときの機械の水，苦味や酸味のある薬剤などの不快な刺激の排除が可能であると同時に，不快刺激により誘発される嘔吐反射の防止にも効果があります．

　さらに，歯をとり巻く歯肉や舌，頬の粘膜などの軟組織を保護することが可能であり，子どもの突発的な動きによる歯科治療時の危険を回避することができます．子どもは唾液の分泌量が多いため，唾液を排除できるラバーダム法は，治療の成否に大きな影響を与えることになります．そして，医療安全という面からも誤飲や誤嚥の防止にも役立ちます．

　ただし，ラバーダム法の応用にあたっては，留意しなければならないことがあります．まず，ゴムアレルギーの有無を確認することが重要です．アレルギーの既往がある場合は，ラテックスフリーのラバーを用います．さらに，アレルギー疾患などにより鼻閉感が強く，鼻呼吸が苦手な子どもには応用できないことがあります．また，ラバーダムシートにより顔色や唇の色の変化，嘔吐物に気づきにくいことから，ラバーダムシートを装着しているときは，全身状態への注意が不可欠です．

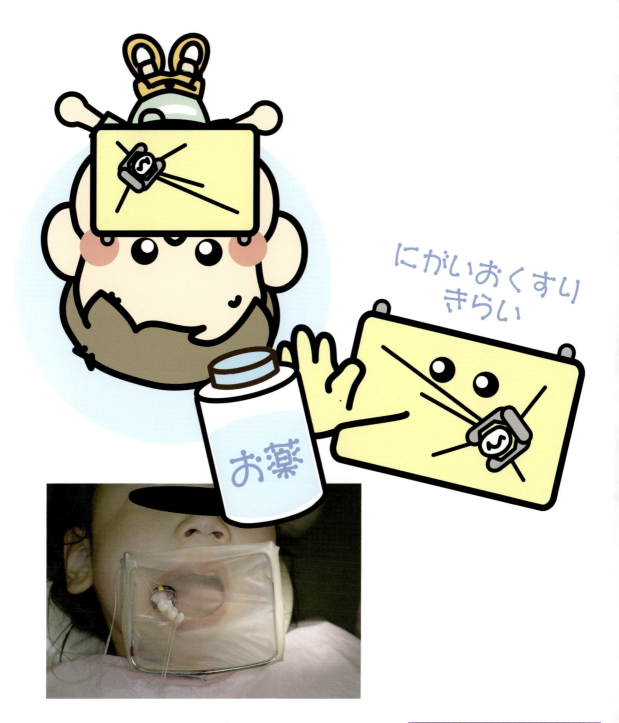

1 子どもの発育

2 歯の発育

3 歯並びと咬み合わせ

4 子どもの癖

5 むし歯とその予防

6 子どもの歯肉と軟組織

7 歯の外傷

8 歯の検査と歯科健診

歯肉炎
しにくえん

口腔清掃不良などで歯肉が赤く腫れ，出血しやすくなります

　歯をとり巻く歯肉や歯を支える歯根膜にみられる疾患（歯周疾患）は，これまでは成人期以降に発症するものとして，小児期ではあまり注目されていませんでした．しかし，今日では，小児期にみられる**歯肉炎**が増加傾向にあるため見すごすことができなくなっています．すなわち，歯周疾患は，成人期に突然発症するのではなく，小児期の慢性的な歯肉炎が引き金になることがわかってきました．

　さらに，成人期の歯周疾患は，生活習慣病の1つとされ，糖尿病，心疾患などとの関連性が明らかになっていることからも，小児期からの歯周疾患の予防，治療は，大変重要な意味があります．

　小児期のおもな歯周疾患として，**単純性（不潔性）歯肉炎，萌出性歯肉炎，思春期性歯肉炎**があげられます．

　単純性歯肉炎のおもな原因は口腔清掃不良です．歯肉が赤く腫れあがり，容易に出血しますが，歯肉を傷つけないように丁寧なブラッシングをつづけることで，比較的早期に治癒します．

　萌出性歯肉炎は歯の萌出中にみられる歯肉炎で，あまり自覚症状はなく，歯の萌出が完了すると炎症は改善し，治癒します．

　思春期性歯肉炎は小学生高学年から中学生にみられる歯肉炎で，性ホルモン分泌の変化との関連が指摘されていますが，原因は不明です．清掃状態が良好な小児にも発症するのが特徴で，歯肉の腫脹などがおもな症状です．

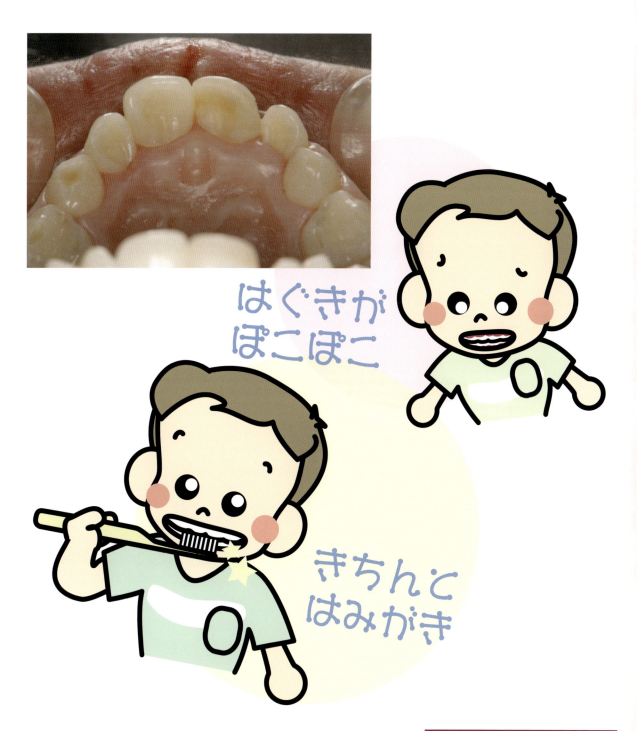

地図状舌
ちずじょうぜつ

舌の表面に地図のような模様がみられます

　舌の表面に，白い苔と舌の赤い部分が入り組んだ地図状の模様がみられることがあり，これを**地図状舌**とよんでいます．そして，模様は日によって変化するのが特徴です．舌の赤い部分の正体を知ることが大切になります．

　舌の表面にみられる白いボツボツの突起は糸状乳頭（しじょうにゅうとう）で，味覚を感じる味蕾（みらい）はなく，舌全体に存在します．地図状舌は，この糸状乳頭がなくなった状態のため，赤みが強調されるのです．自覚症状はほとんどありませんが，赤みの部分に炎症があると，時に痛みを訴えることがあります．

　原因は不明で，地図状舌そのものの治療の必要性はなく，痛みに対する対症療法を行う場合があります．また，原因として内分泌障害やアレルギー体質が疑われる場合があるともいわれていますが，定かではありません．舌にみられるほかの病変との鑑別が重要になります．

　舌の表面に，帯状に黄白色の苔が付着したものを舌苔（ぜったい）とよびます．これは，糸状乳頭が肥厚し，微生物や食べかすが堆積したもので，歯ブラシによる清掃が有効となります．それに対して，地図状舌は，糸状乳頭がなくなった状態のため，歯ブラシの使用は慎重にしないと刺激になります．一度，歯科医院を受診することをお勧めします．

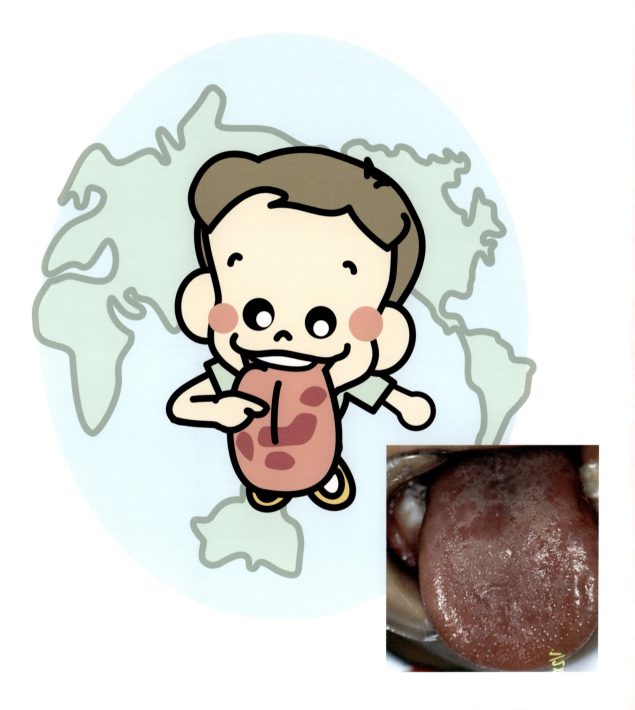

6 子どもの歯肉と軟組織

ヘルペス性歯肉口内炎とアフタ性口内炎があります

口内炎　こうないえん

　子どもの口内炎は，大きく2つに分けることができます．まず，単純ヘルペスウイルスの感染により起こる**ヘルペス性歯肉口内炎**です．次に，原因は不明で，誘因としてストレスや環境の変化があげられる**アフタ性口内炎**です．

　ヘルペス性歯肉口内炎は，多くの子どもでは急性症状はみられませんが，時に，歯肉の腫れや出血，舌や歯肉に小さな水疱が生じ，その水疱が破れると粘膜は潰瘍のような状態となり，舌は苔で覆われ，口臭がみられるようになります．その症状から，保護者の多くは口の清掃不良と捉えてしまいがちですが，注意したいのは，発熱や倦怠感，食欲不振は，口の清掃不良だけでは起こらないということです．症状がみられるときの歯磨きは慎重にすべきであり，症状を悪化させることにもなりかねません．急性期は水分摂取と安静，適度な口の中の清拭を行う必要があります．

　一方，アフタ性口内炎は，頬粘膜，歯肉，舌にみられる，円形あるいは楕円形の境界明瞭な潰瘍（周りが赤みを帯びていて，中心が白色偽膜の状態）で，副腎皮質ステロイド軟膏の塗布や含嗽剤が用いられます．ヘルペス性歯肉口内炎では，副腎皮質ステロイドの投与は控えなければならないので注意が必要です．子どもの食生活に影響を与えるような口内炎は放置せず，歯科医院で診察してもらうことをお勧めします．

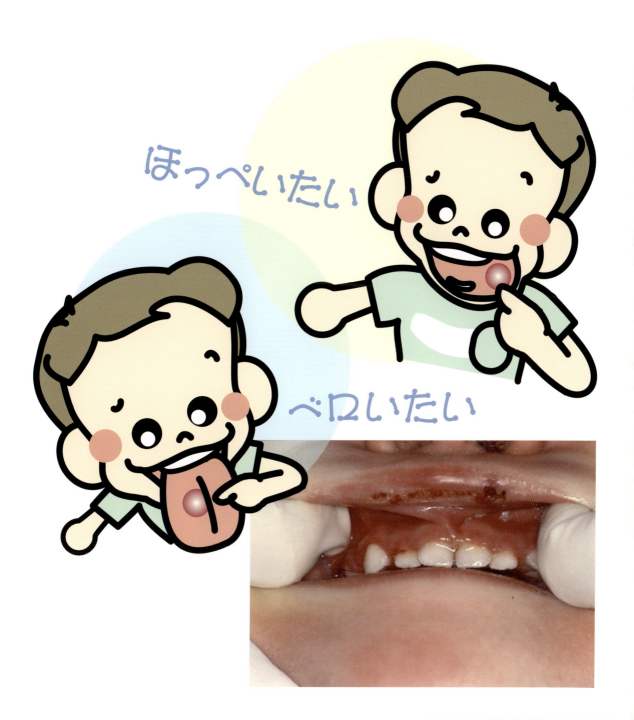

6 子どもの歯肉と軟組織

リガフェーデ病
りがふぇえでびょう

下の前歯が舌の下や先に当たりこすれてできる潰瘍です

　授乳中の乳幼児の舌下部や舌尖部にみられる褥瘡性（じょくそうせい）潰瘍を，**リガフェーデ病**とよびます．原因は，先天性歯あるいは新生児歯の尖った先端の刺激によるものです．出生時に生えている歯を**先天性歯**といい，生後1か月以内に生える歯を**新生児歯**といいます．潰瘍による痛みのため，哺乳障害や，食事摂取がむずかしくなることがあります．症状がみられるときは，専門家を受診する必要があり，原因となる歯の尖っている部分を削る，あるいは抜歯することもあります．

　先天性歯や新生児歯は，歯の根が十分につくられていないため，動揺がみられることや過剰歯の場合もあり，抜歯の選択も必要になります．基本的には，歯を保存することが大切です．抜歯すると，約6年間歯がない状態になるため，そのあいだ何らかの対応が必要になります．

　また，厳密にはリガフェーデ病とは区別されますが，下唇を巻き込む癖がある乳幼児では，先天性歯や新生児歯による刺激により，下唇の内側に潰瘍ができることがあります．授乳中や，癖のある乳幼児で，先天性歯や新生児歯がある場合は，口の中をよく観察することが大切です．

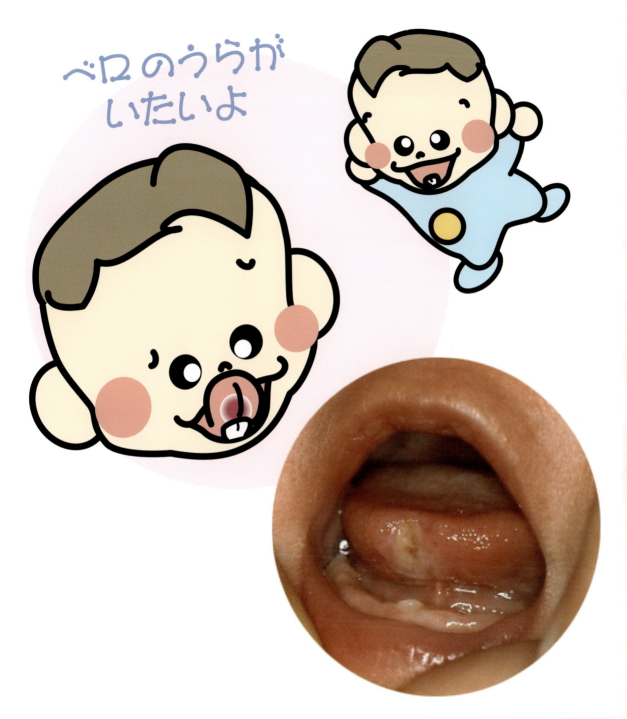

上唇小帯
じょうしんしょうたい

上唇をめくると見える内側のすじのことです

　上唇小帯は，出生時，上の切歯と切歯の間に存在し，裏側から唇側まで付着しています．その後，年齢が進むにつれて付着部は上方へ移動し，小帯の幅は狭くなります．とくに，上の前歯が生え始める10か月ころから乳歯が生えそろう3歳ころは，小帯の付着位置が変化している途中のため，付着異常と捉えられることがあります．

　基本的には，永久歯が萌出するまで経過をみることになるため，乳歯が生えそろった段階では，小帯の切除は行いません．しかし，小帯の付着異常や肥厚が著しい場合は，哺乳障害や歯磨きによる清掃が困難になることや，永久歯の萌出を妨げる可能性が高くなるため，早期に小帯の切除を行うこともあります．とくに，乳歯が生えそろった段階で，小帯の位置が切歯と切歯の間に位置し，小帯が肥厚し，口唇内側への移行部で扇状に広がるような場合は，切除が必要なことが多いといわれています．

　また，永久歯は，上の前歯はハの字（みにくいアヒルの子：p.46参照）に生えてくるため，この段階で判断するのではなく，萌出が完了した時点で正中離開がみられる場合に，治療の対象となります．しかし，わずかな離開が残っている場合は，さらに永久歯の萌出状態を経過観察することがあります．小帯の切除については，乳歯列から長期的に観察することが大切であり，歯科医院を定期的に受診することをお勧めします．

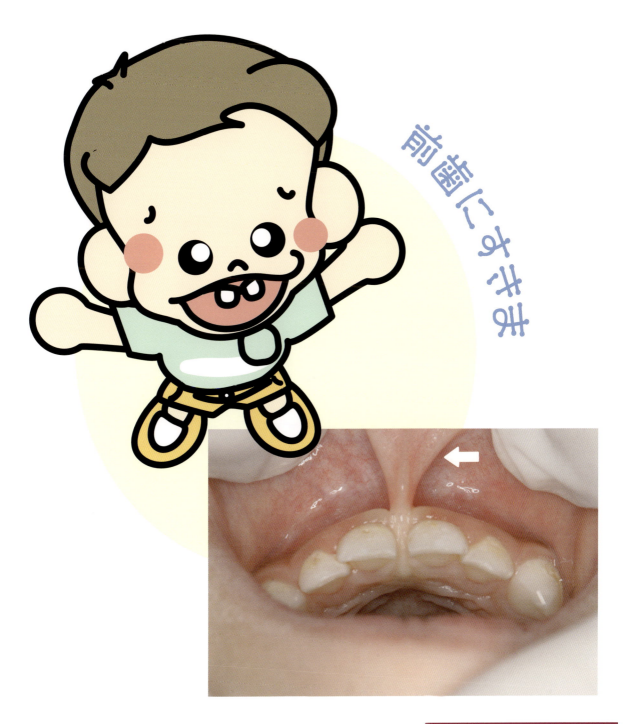

前歯にすきま

6 子どもの歯肉と軟組織

舌小帯 ぜっしょうたい

舌を上にあげると見える舌の裏のすじのことです

　本来，新生児では，舌小帯は太く短い状態で舌尖部に付着していますが，舌の成長に伴い，付着位置が舌下面の後方へ移動します．これを舌小帯の退縮といい，生理的な現象です．しかし，子どもによっては，舌小帯の退縮が起こらず，前方に付着したままになり，舌を前方に突き出したとき，ハート状のくぼみがみられることがあります．これを舌小帯の付着異常といいます．

　舌小帯の付着異常への対応も，時代とともに変化がみられます．現在では，新生児期や乳児期では手術は行わず，経過を観察します．

　歯科領域では，幼児期前期のハート状舌は手術の適応とされてきましたが，さまざまな機能の発達時期であり，手術の必要性は低いとの考えに変わりました．つまり，ハート状の舌による運動制限があったとしても，軽度であれば口腔機能に影響しないことや，舌の先端以外の運動を適応させることで機能を補うことができるからです．しかし，舌が口腔底に癒着し，舌の運動が著しく制限される場合は，手術が第一選択となります．

　また，幼児期全般をとおして，発音への影響を心配する保護者は少なくありません．舌小帯の付着異常がみられる場合は，タ行の一部（タ，テ，ト，ダ，デ，ド）とナ行，ラ行の発音があいまいになる可能性がありますが，構音障害のために早期に手術をする必要性はないと考えられるようになりました．しかし，5歳になっても構音障害がある場合は，手術の必要性があるか否かを判断することになります．

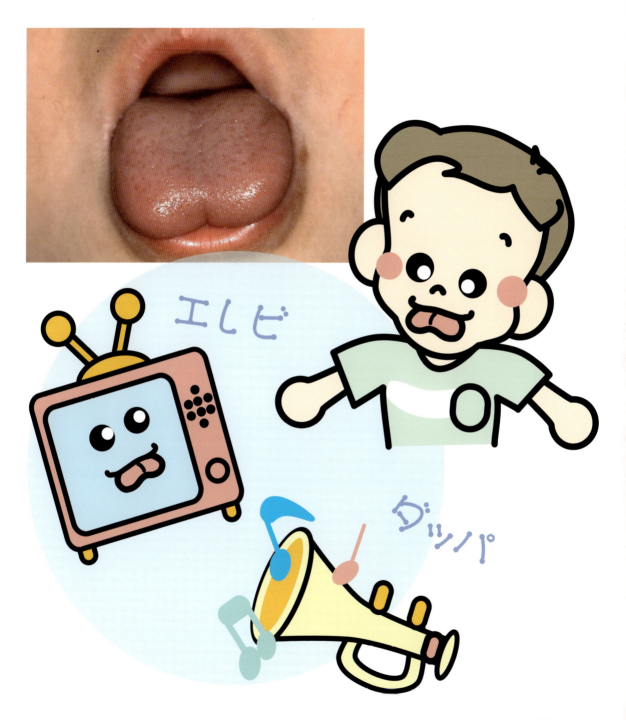

1 子どもの発育

2 歯の発育

3 歯並びと咬み合わせ

4 子どもの癖

5 むし歯とその予防

6 子どもの歯肉と軟組織

7 歯の外傷

8 歯の検査と歯科健診

乳歯外傷
にゅうしがいしょう

１〜３歳の受傷頻度が高く，上の前歯に多くみられます

　一般的に，乳歯の外傷は，上の前歯によくみられ，１歳から３歳までの受傷頻度が全体の80％近くを占めています．その理由は，歩行などの運動機能が未熟で転倒しやすいためです．

　外傷の種類としては，**陥入**が最も多く，歯の破折はわずかです．乳幼児は，歯槽骨（歯を支える骨）の硬さが成人に比べてやわらかいため，外力によって乳歯が歯槽骨内に陥没しやすくなります．また，乳歯の陥入の程度や時期により，永久歯への影響は大きく異なります．

　軽度な陥入の場合は，受傷時期にかかわらず永久歯への影響は少ないと考えてよいでしょう．一方，重度の陥入（歯が見えなくなるほどの陥没）の場合は，永久歯への影響が疑われます．とくに，１歳ころは永久歯の石灰化が始まったばかりで，受傷によりエナメル質が広範囲にわたり形成不全を起こす可能性があります．３歳ころになると，永久歯の歯冠部がほぼ完成するため，受傷しても形成不全は局所に限られます．すなわち，低年齢での受傷ほど永久歯への影響は大きく，エナメル質の減形成や形態異常がみられやすくなります．

　また，受傷した歯の高さが両隣の歯と比べて低くなることがあります．その理由として，受傷した歯の歯根膜が変性を起こし，歯根膜と歯槽骨が癒着することが考えられます．乳歯の外傷は，永久歯の交換時期まで長期的な観察が必要になるため，定期的に歯科医院を受診することをお勧めします．

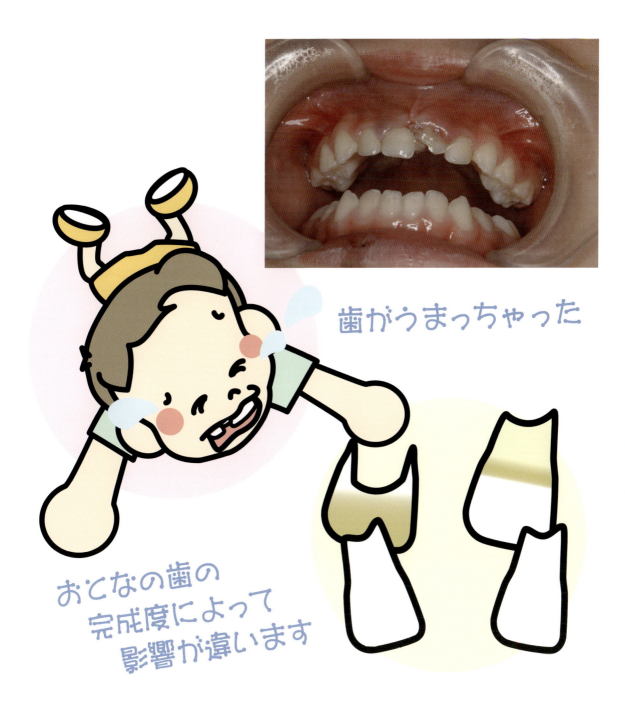

歯がうまっちゃった

おとなの歯の完成度によって影響が違います

7 歯の外傷

幼若永久歯外傷
ようじゃくえいきゅうしがいしょう

7〜9歳の発生頻度が高く，上の前歯に多くみられます

　歯の根（歯根）が完成していない生えたばかりの永久歯を，**幼若永久歯**とよびます．小児の永久歯の外傷は，7歳から9歳ころによくみられ，そのほとんどが上の前歯です．理由は，中切歯が生え始めても，両隣が乳歯であることや乳歯が脱落して歯がない状態のため，転倒などで歯をぶつけると，永久歯が影響を受けやすいためです．

　幼若永久歯の外傷は，乳歯に比べて破折の割合が高くなり，その程度により神経が見えてしまうことがあります．そのため，乳歯以上に受傷から治療までの時間が重要になります．理想は，受傷から30分以内に処置することですが，2時間以内であれば，予後が良いといわれています．しかし，受傷時刻が下校時や夕方の場合も多く，受傷の翌日に歯科医院に来院することもあります．永久歯は生え換わることがないため，決して抜歯にならないよう迅速な対応が必要です．

　また，予後を左右する要因の1つとして，歯の根（歯根）の形成状態があげられます．歯の根が完成していないと，歯根の破折は少ないのですが，歯の根が完成していると，歯根の破折が起こりやすくなります．歯冠の破折に比べて，歯根の破折は，予後が不良になることが少なくありません．出血や歯の動揺がなくても，必ず歯科医院を受診し，エックス線写真検査などの精査をしてもらいましょう．

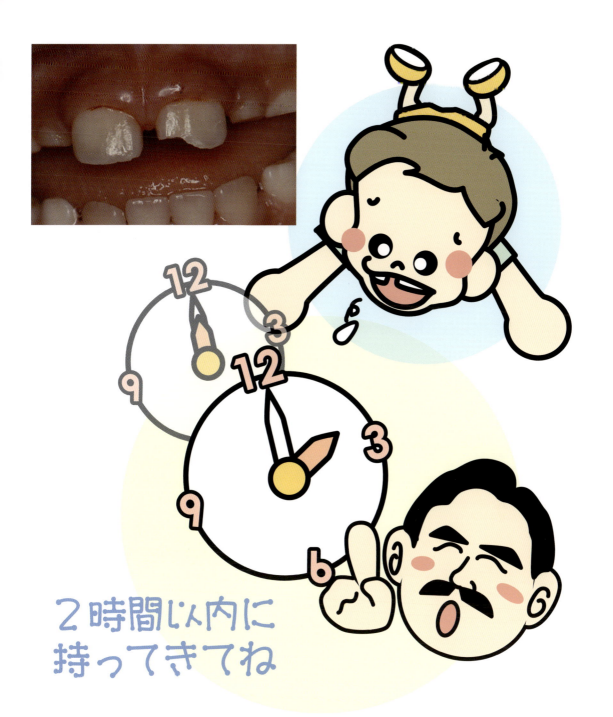

脱落歯 だつらくし

手で触らず，保存液や冷やしたミルクに浸けて歯科医院へ

　乳歯，永久歯ともに歯の脱落が起こることがあります．完全に脱落した外傷歯は，歯科医院を受診するまでの保存方法が予後を左右する決め手になります．当然，予期しない外傷のため，対応が遅れることもありますが，普段から意識を高めておくことが大切です．とくに，乳歯では1歳から3歳，永久歯では7歳から9歳で最も頻度が高くなります．

　まず，外傷により脱落した歯を素手で持つことはさけなければなりません．さらに，脱落した場所や状況により，歯に汚れがついている場合があります．汚れを落とす程度であれば，水道水を使ってもかまいませんが，歯の保存のために水道水を用いることはさけなければなりません．浸透圧の関係で，歯根膜の細胞が壊れてしまうからです．理想は，受傷直後に歯科医院を受診することです．受診まで時間がかかる場合は，市販されている保存液に浸けておくか，冷やしたミルクに浸けて保存します．最近の報告では，生理食塩水は，1時間以内であれば保存液として使用できますが，それ以上長く浸けておくと，歯根膜細胞の活性が低下するため，推奨されません．

　上記のどの保存液やミルクも準備できないときは，脱落歯の乾燥を防ぐことを第一に考え，ラップやビニールに入れた状態で歯科医院を受診することが重要です．

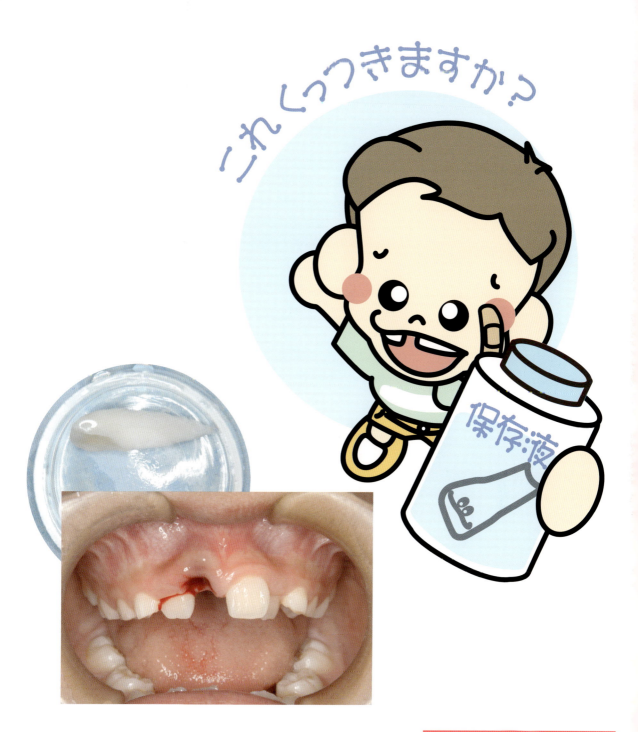

1 子どもの発育

2 歯の発育

3 歯並びと咬み合わせ

4 子どもの癖

5 むし歯とその予防

6 子どもの歯肉と軟組織

7 歯の外傷

8 歯の検査と歯科健診

歯の構造
はのこうぞう

歯は，エナメル質，象牙質，セメント質，歯髄からなります

　目に見える歯の表面の白い部分はエナメル質とよばれ，からだの中で最も硬い組織です．エナメル質は，その硬さからもわかるように無機質が96％，有機成分と水分が4％で，そのほとんどが無機質の結晶からできています．

　一方，エナメル質の下にある象牙質は，有機成分であるタンパク質が多く含まれているためエナメル質に比べて軟らかく，そのことに大きな意味があります．すなわち，エナメル質は，硬さと同時に，もろさをあわせもつ欠点があるため，その欠点を補うために象牙質がクッションの役割をはたしているのです．そして，象牙質の下には神経や血管を含む歯髄があります．乳歯のエナメル質や象牙質の厚さは永久歯の約1/2といわれているため，むし歯菌によってつくられる酸や酸性飲料水などの過剰摂取により，エナメル質が溶け始めると，容易に象牙質まで達してしまいます．そして，歯髄の大きさも，乳歯は永久歯に比べて相対的に大きいため，象牙質に達した炎症は容易に歯髄へ進行します．乳歯は永久歯に比べて歯の大きさが小さいだけでなく，エナメル質や象牙質の厚さが薄く，歯髄が大きいことも重要な特徴です．

　また，歯は歯槽骨の中に植立していますが，直接歯と骨が接触しているのではなく，歯根膜というクッションによって接着しています．そして，歯槽骨の上は歯肉によって覆われています．

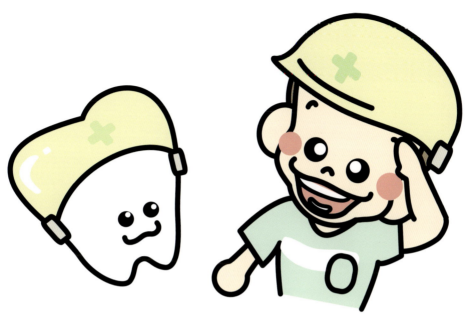

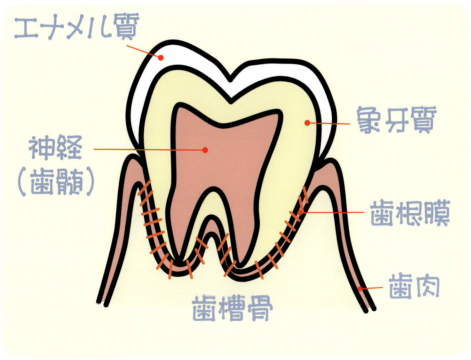

エックス線写真検査
えっくすせんしゃしんけんさ

口の中から撮影する方法と外から撮影する方法があります

　むし歯の程度や状態，歯の外傷の程度や根の破折の有無，歯の発育状態を把握する目的で，エックス線写真検査を行います．撮影方法は2つに大別されます．口の中にフィルムを入れて撮影する方法と口腔外から撮影する方法です．いずれにしても，子どもにとって決してやさしい検査ではありません．とくに，口の中にフィルムを入れて撮影する方法は，低年齢では協力が得られないことが多く，保護者にだっこしてもらいながら撮影することが多いのです．

　そこで，小児歯科では，子どもの負担を少しでも軽減し，撮影方法が比較的容易で，かつ撮影回数を減らすことができる咬翼法エックス線写真検査がよく用いられています．この方法は，歯と歯の間のむし歯の検査に適していて，上下の歯を咬んだ状態でフィルムを保持する独特なものです．

　また，子どもには大人と違い歯の生え換わりの時期があるため，口の中全体を1枚のエックス線写真で把握できるパノラマエックス線写真検査は，乳歯や永久歯の発育状態を一度に把握できるため大変有用なものです．また，子どもの成熟度を知るための生理的年齢（p.2参照）を評価するために，**手根骨**（手の軟骨）の骨化度の検査や，顎・顔面の形態の成長評価のための頭部エックス線規格写真を撮影することがあります．

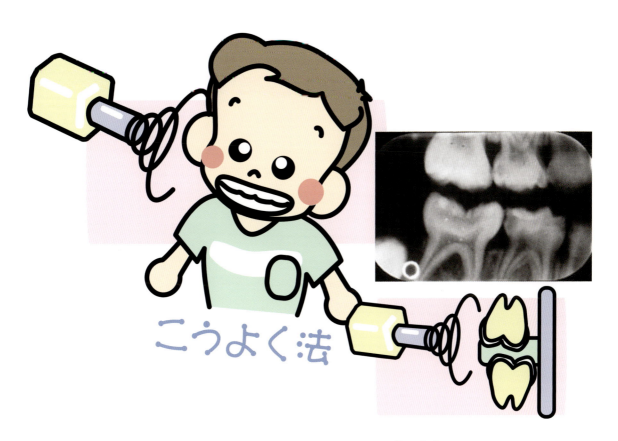

こうよく法

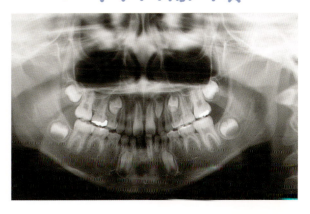

パノラマ
エックス線写真

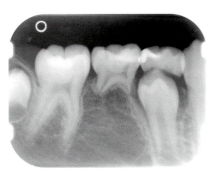

デンタル
エックス線写真

歯の痛み はのいたみ

歯の痛みの原因は，むし歯だけではありません

　歯の痛みは，むし歯だけでなく，知覚過敏や歯の根の病気，咬み合わせが原因となることがあります．とくに，子どもは，口の中の痛みを上手に表現することができないため，歯が痛むのか，歯肉やあごが痛むのか，保護者にとっては判断がつきにくいことがあります．

　初期のむし歯は，まず痛みはありません．それは，エナメル質には神経がないからです．しかし，神経の一部が入り込んでいる象牙質に達するむし歯では，「鋭い痛み」がみられるようになります．さらに，歯髄（神経が入っているところ）まで達すると，ズキズキする大変強い痛みに変わります．むし歯による痛みは，食事中の変化として現れることが多く，いつもと食べ方が違う，片側だけで噛んでいる，食欲がないなど，日常の生活のなかで，保護者による気づきの目を養うことも大切です．

　一方，神経が死んで痛みがなくなったむし歯でも，歯の根に病気ができると，歯の痛みを訴えるようになります．また，大人ほどではありませんが，子どもでも知覚過敏がみられることがあります．とくに，歯ぎしりなどで歯がすり減り，象牙質が露出してしまうと，むし歯でなくても歯の痛みを訴えることがあります．

　とくに注意したいのは，子どもは大人に比べて，むし歯の進行による自覚症状（水がしみる，痛みがある）が明らかではなく，痛みを訴えるころには，むし歯がかなり進行していることが多いということです．

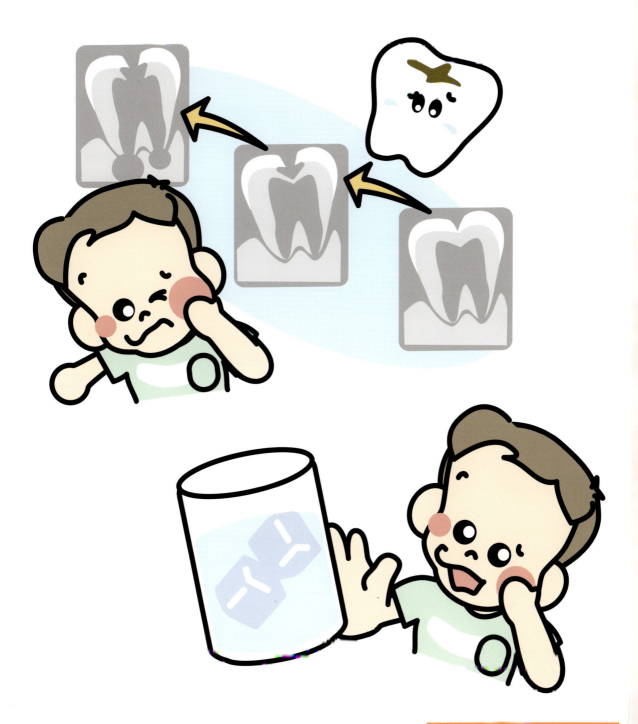

8 歯の検査と歯科健診

歯科健康診査
しかけんこうしんさ

適切な口腔保健指導を受けるための大切な健診です

1歳6か月児健康診査と**3歳児健康診査**は，それぞれの時期の成長・発達に合わせた健診項目や保健指導が設定されているため，大変重要な健康診査といえます．

1歳6か月児歯科健診では，生えている乳歯の数は12歯から16歯が平均的であり，歯と歯のすき間が開いていることが多く，乳歯のむし歯の発症リスクは低いはずです．しかし，この時期にむし歯がある場合は，適切な口腔保健指導を受けることが大切になります．そして，むし歯の原因菌であるミュータンス菌に感染しやすい生後19か月から31か月の時期は，「**感染の窓**」とよばれています．まさに，そのはじまりの時期にあたる1歳6か月児歯科健診を受診し，その後の「感染の窓」の時期に備えることが大切です．1歳6か月とは，離乳の完了や**卒乳**の問題，食べ方や歯磨きに関する相談が増える時期でもあり，その意味からも大切な健診といえます．

3歳児歯科健診を迎えるころには，すべての乳歯が生え終わり，上下の乳歯が咬み合い，むし歯が増加しやすい時期といえます．口の習癖などもみられ，とくに，指しゃぶりが原因となる不正咬合がみられることがあります．食生活の面でも，間食や甘味飲料の摂取頻度が高まる時期でもあり，食生活のリズムを形成するという面からの指導を受けるべきでしょう．また，口腔清掃，すなわち歯磨き習慣の形成時期でもあります．清掃効果よりも子どものやる気を大切にし，磨き残しの部分については保護者による仕上げ磨きで補うようにします．3歳をすぎると，乳臼歯の隣接面のむし歯が増加するため，その予防としてフロスの使用が大切になります．

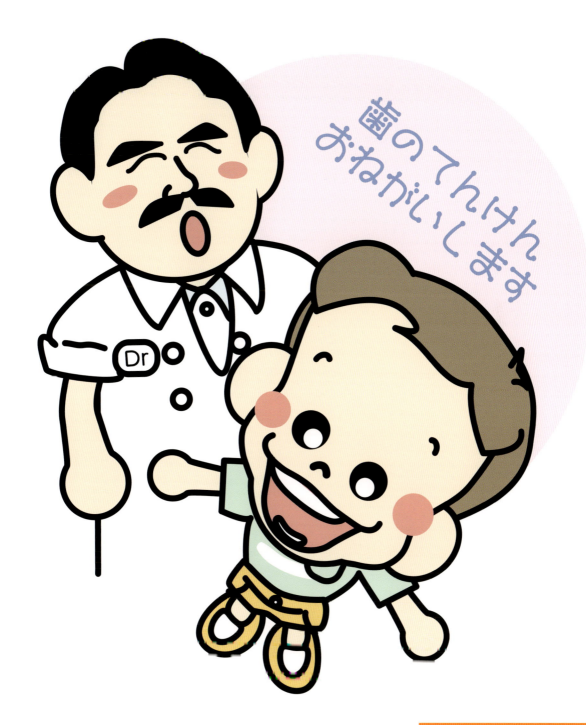

8 歯の検査と歯科健診

さくいん

あ行

アヒルの子 ……………………… 46
アフタ性口内炎 ……………………108
異常嚥下癖 ……………… 62,64,74
異所萌出 ……………………… 58
1語文 ………………………………… 8
1歳6か月児健康診査 …………132
膿 ………………………………… 90
永久歯前歯の交換 …………… 30
永久歯のむし歯 ………………… 86
永久歯萌出期 ………………… 28
エックス線写真検査 ……… 36,128
エナメル質 ……………………126
追いかけ（探索）反射 …………… 6

か行

開口 ……………………………… 50
開咬 …………………………… 8,62,72
潰瘍 ………………… 40,108,110
顔の発育 ………………………… 4
過蓋咬合 ……………………… 66
顎間空隙 ……………………… 18
過剰歯 ………………………… 36
から磨き ……………………80,96
感染の窓 ………………… 82,132
陥入 ……………………………118
吸指癖 ………………… 62,64,68
吸啜反射 ………………………… 6
筋機能訓練 ………………… 72,74
空隙 ……………………………… 44

空隙縮小 ……………………… 48
口呼吸 ……………… 50,64,66,74
犬歯 …………………………26,28
原始反射 ………………………… 6
構音 ……………………………… 8
構音障害 ………………………114
咬筋 …………………………… 74
口腔保健指導 …………………132
交叉咬合 ……………………… 68
口唇閉鎖力 ……………………… 8
咬唇癖 ………………………… 64
口内炎 …………………………108
咬翼法エックス線写真検査 ……128
骨年齢 ……………………………… 2
言葉の発達 ……………………… 8
ゴムアレルギー ………………100
根尖病巣 ……………………… 90

さ行

3歳児健康診査 …………………132
シーラント …………………… 94
歯科健康診査 …………………132
歯冠の破折 ……………………120
歯垢 …………………………… 80
歯根の破折 ……………………120
歯根膜 …………………… 24,126
思春期性歯肉炎 ………………104
思春期性スパート ……………… 4
糸状乳頭 ………………………106
歯髄 …………………… 88,126
歯髄炎 …………………… 38,88
歯槽骨 ……………………………… 4
歯肉炎 …………………………104

歯年齢 …………………………… 2
歯胚 ……………………………… 16
重症型むし歯 …………………… 92
12歳臼歯 ………………………… 34
習癖 ……………………………… 62
手根骨 ……………………… 2,128
出産歯 …………………………… 40
上顎前突 …………………… 50,64
上唇小帯 ……………………… 112
　　――の付着異常 ………… 112
新生児歯 …………………… 40,110
スクラビング法 ………………… 98
鋭い痛み ………………… 88,130
成熟型嚥下 ……………………… 52
精神年齢 ………………………… 2
正中離開 ………………… 46,112
生理的年齢 …………………… 2,28
舌小帯 …………………… 8,114
　　――の付着異常 ………… 114
舌苔 ………………………… 106
舌突出反射 ……………………… 6
舌突出癖 …………………… 62,72,74
セメント質 …………………… 126
先天性歯 ……………………… 110
早期喪失 …………………… 40,48
早期萌出 ………………………… 40
象牙質 ………………………… 126
叢生 ………………………… 34,44,66
側切歯 …………………………… 28
側頭筋 …………………………… 74
咀嚼機能 …………………… 20,24
足根骨 …………………………… 2
卒乳 …………………………… 102

た行

ターナーの歯 ……………………
第一小臼歯 ……………………… 90
第一乳臼歯 …………………… 26,28
第一反抗期 ……………………… 18
第二次性徴年齢 ………………… 12
第二小臼歯 ……………………… 2
第二大臼歯 …………………… 26,28
第二乳臼歯 ……………………… 28
代用語 …………………………… 18
多彩な痛み ……………………… 10
脱落歯 …………………………… 88
ダブルブラッシング法 ……… 122
単純性歯肉炎 ………………… 96
知覚過敏 ……………………… 104
地図状舌 ……………………… 130
中心結節 ……………………… 106
中切歯 …………………………… 38
低位舌 …………………………… 28
低位乳歯 ………………………… 52
頭部エックス線規格写真 ……26,54
　　　　　　　　　　　　　　128

な行

二重歯列 …………………………
乳臼歯 …………………………… 30
乳犬歯 …………………………… 22
乳歯外傷 ………………………… 18
乳児型嚥下 …………………… 118
乳歯形成期 …………………… 52,74
乳歯の数 ………………………… 16
乳歯のむし歯 …………………… 18
乳歯萌出期 ……………………… 84

乳切歯 …………………………… 20	フツ化物配合歯磨剤 …………… 96
乳側切歯 ………………………… 18	フルオロアパタイト …………… 96
乳中切歯 ………………………… 18	ヘルペス性歯肉口内炎 ………… 108
根の病気 ………………………… 90	萌出性歯肉炎 …………………… 104
捻転 …………………………… 34, 46	萌出遅延 ………………………… 56
	捕捉（口唇）反射 ……………… 6
	哺乳びんむし歯 ………………… 84

は行

バイオフィルム ………………… 80	
歯ぎしり ………………………… 76	

ま行

発育空隙 ………………………… 44	みにくいアヒルの子の時代 …… 46
発音 ……………………………… 114	ミュータンスレンサ球菌 …… 80, 82
歯の痛み ………………………… 130	
歯の外傷 …………………… 118, 120	

や行

歯の交換期 ……………………… 26	誘発痛 …………………………… 88
歯の構造 ………………………… 126	指しゃぶり ………………… 62, 72, 74
歯の脱落 ………………………… 122	幼若永久歯 ………………… 86, 120
パノラマエックス線写真検査 … 128	幼若永久歯外傷 ………………… 120
歯磨き習慣 ……………………… 94	横磨き …………………………… 98
歯磨き法 ………………………… 98	

ら行

反対咬合 ………………………… 60	ラバーダム ……………………… 100
フォーンズ法 …………………… 98	リガフェーデ病 ………………… 110
不潔性歯肉炎 …………………… 104	離乳期 …………………………… 52
フツ化ナトリウム ……………… 96	霊長空隙 …………………… 20, 44
フツ化物 ………………………… 96	6歳臼歯 …………………… 22, 32
フツ化物イオン ………………… 96	
フツ化物歯面塗布 ……………… 96	
フツ化物洗口 ………………… 94, 96	

■著　者

朝田　芳信（あさだ よしのぶ）
　　鶴見大学歯学部教授（小児歯科学講座）
　　一般社団法人　日本口腔育成学会理事長
　　一般社団法人　日本小児歯科学会前理事長
　　一般社団法人　日本歯学系学会協議会副理事長
　　日本学術会議連携会員
　　鶴見大学歯学部附属病院　病院長
　　（主な著書）
　　小児の口腔科学（学建書院）
　　歯科衛生士教本　小児歯科（医歯薬出版）
　　小児歯科マニュアル（南山堂）
　　保育者が知っておきたい子どもの歯と口の病気（学建書院）
　　0歳からの口腔育成（中央公論新社）
　　保育者が知っておきたい子どものむし歯予防と実践ポイント（学建書院）

■絵

重田　優子（しげた ゆうこ）
　　鶴見大学歯学部講師（クラウンブリッジ補綴学講座）

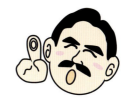

子どもの歯を守るキーワード 59

2015年1月20日　第1版第1刷発行

著　者　朝田　芳信
発行者　木村　勝子
発行所　株式会社 学建書院
〒113-0033　東京都文京区本郷2-13-13　本郷七番館1F
TEL (03) 3816-3888
FAX (03) 3814-6679
http://www.gakkenshoin.co.jp
印刷製本　シナノ印刷（株）

Ⓒ Yoshinobu Asada, 2015 [検印廃止]

JCOPY 〈(社)出版者著作権管理機構　委託出版物〉

本書の無断複写は著作権法上での例外を除き禁じられています．複写される場合は，そのつど事前に，(社)出版者著作権管理機構（電話 03-3513-6969, FAX 03-3513-6979）の許諾を得てください．

ISBN978-4-7624-0694-2

保育者が知っておきたいシリーズ

A5判 カラー

鶴見大学歯学部講師 重田優子 著
鶴見大学歯学部教授 朝田芳信 絵

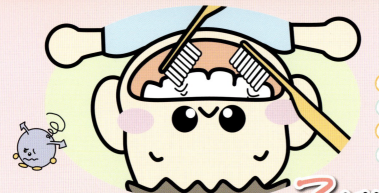

- むし歯を知る
- 予防法を知る
- 食習慣を考える
- 予防法を実践

保育者が知っておきたい 子どものむし歯予防と実践ポイント

122頁/定価(本体1,800円＋税) / ISBN978-4-7624-0689-8(2014.5/1-1)

もくじ
1. むし歯を知る
2. 母乳やイオン飲料とむし歯について
3. 食習慣を考える
4. 歯磨きを実践する
5. シーラントを知る
6. フッ化物の用い方
7. 歯の形とむし歯の関係を知る
8. むし歯と遺伝との関係を知る
9. 第一大臼歯（6歳臼歯）をむし歯から守る
10. 年齢からみたむし歯予防のポイント

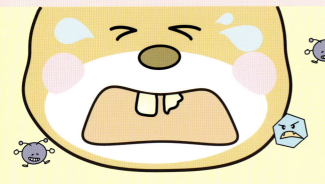

- 知っておきたいこと
- 保護者へのアドバイス
- 園での対応
- 予防のポイント

日本図書館協会選定図書

保育者が知っておきたい 子どもの歯と口の病気 －その対応と予防－

117頁/定価(本体1,800円＋税) / ISBN978-4-7624-0685-0（2014.8/1-2）

主要目次
1. 保育とむし歯
2. むし歯予防
3. 口腔の機能
4. 歯科からみた食育の推進
5. 子どもの虐待と歯科
6. 現場でおきやすい事故とその対応
7. 保育者が知っていてほしい歯や口の病気14